TUJIE JINGUIYAOLUE

图解

金匮要略

编著
◉ 韦桂宁
李敏

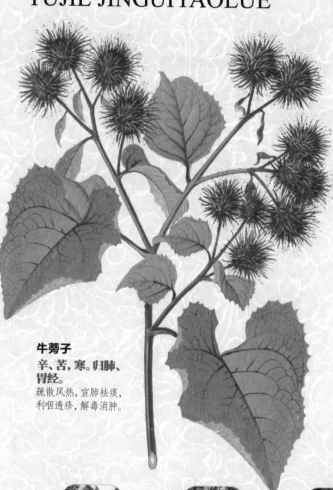

牛蒡子
辛、苦,寒。归肺、
胃经。
疏散风热,宣肺祛痰,
利咽透疹,解毒消肿。

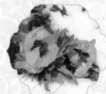

雪莲花
祛风湿 · 强筋骨
补肾阳 · 调经止血

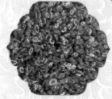

黄芩
清热燥湿 · 泻火解毒
止血 · 安胎

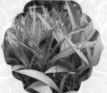

白及
收敛止血 · 消肿生肌

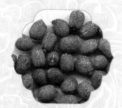

千金子
逐水消肿 · 破血消癥

二百多首"众方之祖"方剂,丝丝入扣,简便易行,助你轻松拥有健康休畔
结构严谨,条理清晰,内容翔实,让你真正"悦"读

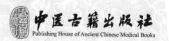
中医古籍出版社
Publishing House of Ancient Chinese Medical Books

图书在版编目（CIP）数据

图解金匮要略 / 韦桂宁，李敏编著 . -- 北京 ：中医古籍出版社，2017.8

ISBN 978-7-5152-1630-0

Ⅰ．①图… Ⅱ．①韦… ②李… Ⅲ．①《金匮要略方论》－图解 Ⅳ．① R222.3-64

中国版本图书馆 CIP 数据核字（2017）第 278719 号

图解金匮要略

编　　著：	韦桂宁　李敏	
责任编辑：	于峥	
出版发行：	中医古籍出版社	
社　　址：	北京市东直门内南小街 16 号（100700）	
印　　刷：	北京彩虹伟业印刷有限公司	
发　　行：	全国新华书店发行	
开　　本：	710mm×1000mm　1/16	
印　　张：	14	
字　　数：	280 千字	
版　　次：	2018年1月第1版　2018年1月第1次印刷	
书　　号：	ISBN 978-7-5152-1630-0	
定　　价：	48.00 元	

前　言

　　《金匮要略》是我国东汉著名医学家张仲景所著《伤寒杂病论》的杂病部分，也是我国现存最早的一部论述杂病诊治的专书，原名《金匮要略方论》。"金匮"是存放古代帝王圣训和实录的地方，意指本书内容之珍贵。全书分上、中、下三卷，共25篇，载疾病60余种，收方剂262首。所述病证以内科杂病为主，兼及外科、妇科疾病及急救猝死、饮食禁忌等内容。被后世誉为"方书之祖"。

　　《金匮要略》首篇《脏腑经络先后病脉证》属于总论性质，对疾病的病因、病机、诊断、治疗、预防等都以举例的形式做了原则性的提示，故在全书中具有纲领性意义。第二至十七篇论述内科病的证治。第十八篇论述外科病的证治。第十九篇论述跌蹶等5种不便归类病的证治。第二十至二十二篇专论妇产科病的证治。最后3篇为杂疗方和食物禁忌。原著前22篇，计原文398条，若单以篇名而论，包括了40多种疾病，如痉、湿、暍、百合、狐惑、阴阳毒、疟病、中风、历节、血痹、虚劳、肺痿、肺痈、咳嗽、上气、奔豚气、胸痹、心痛、短气、腹满、寒疝、宿食、五脏风寒、积聚、痰饮、消渴、小便不利、淋病、水气、黄疸、惊悸、吐衄、下血、胸满、瘀血、呕吐、哕、下利、疮痈、肠痈、浸淫疮、跌蹶、手指臂肿、转筋、狐疝、蛔虫以及妇人妊娠病、产后病和杂病等。共载方剂205首（其中4首只列方名，未载药物），用药155味。在治疗手段方面，除使用药物外，还采用了针灸和食物疗法，并重视临床护理。在剂型方面，既有汤、丸、散、酒等内服药剂，又有熏、洗、坐、敷等外治药剂，约10余种。有的对煎药和服药方法以及药后反应都有详细的记载。

　　为了更全面、更完美地呈现这部医学经典，《图解金匮要略》对原著进行了编辑创新，选取了原著前22篇；首先，以历史上影响最大的元代邓珍刊本为底本，参考诸多名家的注解，准确译出白话文，并针对每段难以理解或者容易理解错误的字或词译文作出中医学简释；其次，通过200余幅插画将抽象的概念形象化、复杂的问题条理化。全书结构严谨，条理清晰，内容翔实，不仅可以作为中医学者的必备工具书，更是现代人生活养生的居家典籍。

这本《图解金匮要略》，具有以下四大特色：

特色之一，只取原文之"精髓"。

本书在每篇内容的开始，都设置了"原文精选"一栏，主要是筛选出了原文中最能够体现"原著精髓"内容的部分，重在简短。这样方便读者开篇阅读，就能抓住其"要害"之处。

特色之二，"译文"可引领您深入"奥秘"。

在阅读原文的基础上，若再配合译文，不仅会使您对其中的精华理论有一个更加深入的理解，也会帮您进而完成深层次的"挖掘"。

特色之三，"注释"为您理解原文"增色"不少。

其中，不光有单字的注释，还有词的注释，主要是针对那些难以理解或者容易理解错误的字或词。有了它们，会更有助于您在原文理论中"寻踪探宝"！

特色之四，把高深的《金匮要略》方剂学进行系统的归纳，并且突出该书的重要意图——汤证合一的特点，把中医这个传统并且最优秀的方法继承下来。

本书中的方剂添加了方歌、功能主治、用法用量、方解和加减化裁、运用等，详解略说，层次分明，图文并茂，深入浅出，易于效法，以供大家学习和参考。

目录

卷上

卷中

卷 下

金匮要略

卷上

卷上

藏府经络先后病脉证第一
（论十三首脉证二条）

【本篇精华】

1. 论述疾病产生的原因；
2. 不同病症的表症及不同季节的脉象、面色表现；
3. 解析厥阳独行，卒厥，阴病和阳病；
4. 介绍五邪侵袭人体的规律及治疗不同病症应采取的对策。

【原文】→【译文】

问曰：上工①治未病②，何也？师曰：夫治未病者，见肝之病，知肝传脾，当先实脾③。四季脾旺④不受邪，即勿补之。中工不晓相传，见肝之病，不解实脾，唯治肝也。

夫肝之病，补用酸，助用焦苦，益用甘味之药调之。酸入肝，焦苦入心，甘入脾。脾能伤肾⑤，肾气微弱⑥，则水不行；水不行，则心火气盛，则伤肺；肺被伤，则金气不行；金气不行，则肝气盛，则肝自愈。此治肝补脾之要妙也。肝虚则用此法，实则不在用之。

经曰："虚虚实实⑦，补不足，损有余。"是其义也。余脏准此。

问：高明的医生，在疾病尚未形成之前就事先治疗，这是什么原因呢？老师回答：事先治疗尚未形成的疾病，是因为疾病可以传变的缘故。例如，

见到肝病，根据五行学说的规律，知道肝病可以传给脾，因此在治疗时，应当首先调养脾脏，如果此时脾脏还没有发病，就不可以用补法来补脾。一般的医生不明白这种相传的道理，见到肝病，不懂得必须先调养脾脏，反而一味地治疗肝病。

治疗肝虚证，可以用酸味的药物来补益，用苦味的药物来辅助，用甘味的药物来调和。这是因为，酸味入于肝经，苦味入于心经，甘味入于脾经。如果脾土充盛，就能克制肾水；如果肾气亏虚，就会导致水液运行失常而停滞于下焦；当水不能上行来克制心火时，就会导致心火炽盛而伤肺；如果肺脏受伤，就会导致肺气虚弱；当肺虚不能克制肝气时，就会导致肝气充盛，如果肝气充盛，则肝虚证就可以自行痊愈。这就是治疗肝虚证必须

要先补脾的原因，但是，对于肝实证，就不能使用这种方法。

内经上说："如果用泻法来治疗虚证，就会导致虚证更虚，如果用补法来治疗实证，就会导致实证更实。因此，治疗虚证要用补法，治疗实证要用泻法。治疗肝病，应当先分虚实，其余脏腑的治法也是如此。"

⑥肾气微弱：指的是肾中阴寒水气不致亢而为害。

⑦虚虚实实：据王冰引《灵枢经》为"无实实，无虚虚"，此处是告诫治虚证不可用泻法，治实证不可用补法，以免犯"虚其虚、实其实"的错误。

夫人禀五常①，因风气②而生长。风气虽能生万物，亦能害万物，如水

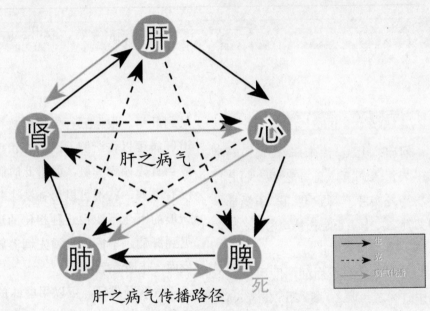

肝之病气传播路径

【注释】

①上工：指高明的医生。

②治未病：这里指在疾病尚未形成之前就事先治疗。

③实脾：调补脾脏之意。

④四季脾旺：脾属土，土寄旺于四季，故云四季脾旺。

⑤脾能伤肾：伤，是制约的意思。按五行相克的规律，即脾土能治肾水。

能浮舟，亦能覆舟。若五脏元真③通畅，人即安和。客气邪风④，中人多死。千般疢难⑤，不越三条；一者，经络受邪，入脏腑，为内所因也；二者，四肢九窍，血脉相传，壅塞不通，为外皮肤所中也；三者，房室、金刃、虫兽所伤。以此详之，病由都尽。

若人能养慎，不令邪风干忤⑥经络；适中经络，未流传脏腑，即医治之，

四肢才觉重滞，即导引⑦、吐纳⑧、针灸、膏摩⑨，勿令九窍闭塞；更能无犯王法⑩、禽兽灾伤，房室勿令竭乏，服食节其冷热苦酸辛甘，不遗形体有衰，病则无由入其腠理。腠者，是三焦通会元真之处，为血气所注；理者，是皮肤脏腑之文理也。

　　一个人在自然界中生活，要遵循五行的常理，并和自然气候息息相关。自然界的气候可以孕化万物，也能伤害万物，就好比水能浮舟，也可覆舟一样。如果人体的五脏真气充实，营卫通畅，就不易生病；如果人体遭受邪气侵袭，就会产生疾病，甚至死亡。疾病种类虽多，但大体可归纳为三类：其一是经络先感受邪气，然后传入脏腑而引起疾病，这属于内因；其二是外邪侵袭皮肤，阻遏四肢九窍的气血运行而引起疾病，这属于外因；其三是由于房事不节、金刃和虫兽所伤而引起的疾病。用这种方法来归纳，就可以概括所有疾病的原因了。

　　如果平时注重养生，防止外邪侵犯人体经络，便能保持健康。如果不小心感受外邪，则应在外邪尚未内传到脏腑时就立即治疗；必须在初步感受到四肢沉重不适时，立即采用导引、吐纳、针灸、膏摩等方法来治疗，以免导致九窍闭塞不通。同时，还应注意不可触犯法律，避免受到禽兽伤害，房事要有节制，衣着、饮食要适中，

五味应调和恰当，不要使身体遭受虚损，这样一来，病邪就不易侵犯人体的腠理。所谓腠，是指人体三焦元气的通路，为血气灌注的地方；所谓理，是指人体皮肤与脏腑的纹理。

【注释】

①五常：五行。

②风气：这里指自然界的气候，包括风、寒、暑、湿、燥、火等六气。

③元真：指的是元气或真气。

④客气邪风：外至曰客，不正曰邪，指致病的不正常气候。

⑤疢难：疾病。

⑥干忤：干，干犯；忤，逆忤。干忤，指的是触犯或侵犯。

⑦导引：古代调节呼吸、活动筋骨的一种养生方法。据《一切经音义》记载："凡人自摩自捏，伸缩手足，除劳去烦，名为导引；若使别人握搦身体，或摩或捏，即名按摩也。"

⑧吐纳：调整呼吸的一种养生祛病方法。

⑨膏摩：用药膏摩擦体表一定部位的外治方法。

⑩无犯王法：王法即国家法令。无犯王法，是指不要触犯国家的法令。

　　问曰：患者有气色见于面部，愿闻其说。师曰：鼻头色青，腹中痛，苦冷者死；鼻头色微黑色，有水气①；色黄者，胸上有寒；色白者，亡血也。设微赤，非时者死；其目正圆者痉，

不治。又色青为痛，色黑为劳，色赤为风，色黄者便难，色鲜明者有留饮②。

问：患者的气色可以反映在面部，这要如何分辨呢？请您详细谈谈这方面的情况。

老师回答：当鼻部发青，兼有腹中疼痛时，如果又出现严重怕冷的症状，属于危重症候；如果鼻部微黑，表示水液停聚于内；如果面部发黄，表示胸口中有阴寒停滞；如果面部发白，表示为失血过多所致；当人体失血过多时，如果面部微红，又不是因邪热所致，表示为虚阳浮越于上，阴阳离决的死证；如果两眼直视，转动不灵活，表示为严重的痉病，属于不治之症。如果面色发青，表示为痛证；如果面色发黑，表示为肾劳；如果面色红赤，表示为风热；如果面色发黄，表示大便困难；如果面部浮肿，并且颜色鲜明光亮的，表示为水饮内停之证。

【注释】

①水气：病名，指的是体内有蓄水。
②留饮：病名，属于痰饮病。

师曰：患者语声寂然①喜惊呼者，骨节间病；语声喑喑然②不彻者，心膈间病；语声啾啾然③细而长者，头中病。一作痛。

老师说：如果患者平时安静无声，却突然惊叫的，表示关节有病；如果声音低微不清楚的，表示痰湿阻遏于胸膈；如果声音细小而呻吟不断的，

表示头痛。

【注释】

①寂然：患者安静无语声。
②喑喑然：形容语声低微而不清楚。
③啾啾然：形容声音细小。

师曰：息摇肩者，心中坚①；息引胸中上气者咳；息张口短气者，肺痿②唾沫。

老师说：如果患者呼吸时肩部摇耸，表示邪气壅塞于胸膈；如果呼吸时引动肺气上逆，则引发咳嗽；如果出现上气不接下气的，表示为咳吐涎沫的肺痿病。

【注释】

①心中坚：心中，指胸中。心中坚，即胸中坚满，多由实邪阻滞所致。
②肺痿：指肺叶痿弱不用，以咳吐浊唾涎沫为主症，是中医特有的病名。

师曰：吸而微数，其病在中焦，实也，当下之即愈，虚者不治；在上焦者，其吸促①；在下焦者，其吸远②，此皆难治。呼吸动摇振振者，不治。

老师说：呼吸气息比较微弱且偏快的，表示病邪阻塞于中焦，如果属于实证，则应当服用泻下药；如果属于虚证，表示病情危笃。如果病在上焦心肺，则呼吸短促且困难；如果病在下焦肝肾，则呼吸深长，两者都属

于难治的病证。如果兼有全身动摇不止的，表示元气大亏，属于不治之症。

【注释】

①吸促：指的是呼吸浅短急促。

②吸远：指的是呼吸深长而困难。

师曰：寸口①脉动者，因其旺时而动，假令肝王色青，四时各随其色②。肝色青而反色白，非其时色脉，皆当病。

老师说：寸口部的脉象，会随着季节的变化而变化，同时，面部的颜色也会随之变化。

例如，春季时，应于肝，出现面色发青，弦脉，表示健康无病，其他季节则应当出现夏赤、秋白、冬黑的面色。如果在春季时，面色不发青而发白，颜色与脉象都不能应于肝，就会发生疾病。

【注释】

①寸口：指的是两手寸关尺部位。

②四时各随其色：指春青、夏赤、秋白、冬黑的面色。

问曰：有未至而至①，有至而不至，有至而不去，有至而太过，何谓也？师曰：冬至②之后，甲子③夜半少阳起④，少阳之时阳始生，天得温和。以⑤未得甲子，天因温和，此为末至而至也；以得甲子，而天未温和，此为至而不至也；以得甲子，而天大寒不解，此为至而不去也；以得甲子，而天温和如盛夏五六月时，此为至而太过也。

问：自然界的时令和节气，通常是相应的。然而，有时候，时令未到而相应的节气却已到，或是时令已到而相应的节气却未到，或是时令已到而不相应的节气却未去，或是时令已到而不相应的节气却提早来到，所谓"春行夏令"，这是什么原因呢？

老师回答：冬至以后的第一个甲子日的夜半，属于少阳当令初起之时，此时阳气初生，天气应当温暖和煦。如果冬至后尚未到甲子日，而气候却已经变暖，属于时令未到而节气已到；如果已到甲子日而气候尚未变暖，属于时令已到而节气未到；如果已到甲子日而气候仍然寒冷，属于时令已到而严寒的节气未去；如果到甲子日而节气却已像夏季那样炎热，属于时令已到而温热节气提早来到。

【注释】

①未至而至：第一个"至"指的是时至，第二个"至"指的是气至。

②冬至：古历二十四节气之一。

③甲子：此处所说的甲子是指冬至之后六十日第一个甲子夜半，此时正值雨水节气，并非指甲子日。

④少阳起：少阳，是古代用来指代时令的名称。少阳起，是指一阳从东方初起而出于地上。

⑤以：音义同"已"。

师曰：患者脉浮者在前①，其病在表；浮者在后②，其病在里，腰痛背强不能行，必短气而极③也。

老师说：如果患者的寸部出现浮脉，表示病在肌表；尺部出现浮脉，表示病在体内。如果腰背疼痛，不能行走，则会出现呼吸短促的病危证候。

【注释】

①前：指的是关前寸脉。

②后：指关后尺脉。

③极：指困惫。余篇之"极"，多解作此意。

问曰：经云厥阳①独行，何谓也？师曰：此为有阳无阴，故称厥阳。

问：内经上说"厥阳独行"，这是什么原因呢？老师回答：这是因为阴气衰竭于下，导致阳气失去依附，有升无降，孤阳上逆，因而称为"厥阳独行"。

【注释】

①厥阳：厥，上逆之意。厥阳，指阳气偏盛，孤阳上逆。

问曰：寸脉沉大而滑，沉则为实，滑则为气，实气①相搏，血气入脏即死，入腑即愈，此为卒厥②。何谓也？师曰：唇口青，身冷，为入脏，即死；如身和③，汗自出，为入腑，即愈。

问：寸口的脉象沉大而滑，沉脉主实邪内阻，滑脉主气病。实邪与气病相互搏结，如果病邪入于脏，表示病情较重；如果病邪入于腑，表示病情较轻，这种证候称为"卒厥"，这

是什么原因呢？

老师回答：如果患者突然昏倒，口唇青紫，皮肤和四肢发凉，属于病邪入于脏，表示病情严重，预后不良；如果患者身体温和，微汗自出，属于病邪入于腑，表示病情容易痊愈。

【注释】

①实气：实，指血实；气，指气实。实气，指的是邪气实于气血，而不是正常的气血充实。

②卒厥：卒，同猝。卒厥，是突然昏倒的一种病症。

③身和：身体温和。

问曰：脉脱①入脏即死，入腑即愈，何谓也？师曰：非为一病，百病皆然。譬如浸淫疮②，从口起流向四肢者，可治，从四肢流来入口者，不可治。病在外者可治，入里者即死。

问：如果患者的脉搏突然消失不见，当病邪入于脏则死，当病邪入于腑即愈，这是什么原因呢？

老师回答：不仅仅是因为脉搏突然消失不见才会如此，其他的病证也是这样的。譬如，患浸淫疮病，如果疮从口部向四肢发展，表示病势由内向外发展，因此可以很快治愈；如果疮从四肢向口部蔓延，表示病势由外向内发展，因此病情不容易治愈。总之，病在脏则病情较重；病在腑则病情较轻；病势由外传内的难治；病势由内传外的易治。

【注释】

①脉脱：指脉乍伏不见，是邪气阻遏正气，血脉不通所致。

②浸淫疮：皮肤病的一种，能从局部遍及全身。

问曰：阳病①十八，何谓也？师曰：头痛，项、腰、脊、臂、脚掣痛。阴病②十八，何谓也？师曰：咳、上气、喘、哕、咽③、肠鸣、胀满、心痛、拘急。五脏病各有十八，合为九十病。人又有六微，微有十八病，合为一百八病。五劳④、七伤⑤、六极⑥、妇人三十六病⑦，不在其中。

清邪居上，浊邪居下，大邪中表，小邪中里，谷饪⑧之邪，从口入者，宿食也。五邪⑨中人，各有法度，风中于前⑩，寒中于暮，湿伤于下，雾伤于上，风令脉浮，寒令脉急，雾伤皮腠，湿流关节，食伤脾胃，极寒伤经，极热伤络。

问：阳病有18种，是哪些病呢？老师回答：包括头痛，项、腰、脊、臂、脚抽掣疼痛。

问：阴病18种，是哪些病呢？老师回答：有咳、上气、喘、哕、咽、肠鸣、胀满心痛、拘急。五脏病各有18种，总共为90种病；人又有六腑，六腑分别有18种病，故总合为108种病。此外还有五劳、七伤、六极和妇女共36种病，都不包括在内。

雾露邪气，大多侵袭人体的上部；

水湿邪气，大多侵袭人体的下部；风邪大多侵袭体表；寒邪大多侵袭体内；从口而入的疾病，则属于饮食不节的食积病。

风、寒、湿、雾、饮食侵袭人体，分别具有一定的规律。风邪大多在上午侵袭人体，寒邪大多在傍晚侵袭人体；湿邪侵袭人体的下部，雾邪侵袭人体的上部。风邪表现为浮脉，寒邪表现为紧脉，雾露之邪容易损伤人体皮肤腠理，湿浊之邪容易流注于关节，饮食不节则容易损伤脾胃，极寒之邪容易损伤经脉，极热之邪容易损伤络脉。

【注释】

①阳病：指属外表经络的病证。

②阴病：指属内部脏腑的病证。

③咽：音同"噎"，指咽中梗塞。

④五劳：《素问·宣明五气篇》及《灵枢·九针论》，均以久视伤血，久卧伤气，久坐伤肉，久立伤骨，久行伤筋为五劳所伤。

⑤七伤：《诸病源候论》以大饱伤脾，大怒气逆伤肝，强力举重，久坐湿地伤肾，形寒饮冷伤肺，忧愁思虑伤心，风雨寒暑伤形，大恐惧不节伤志为七伤。

⑥六极：指气极、血极、筋极、骨极、肌极、精极。极是极度劳损的意思。

⑦妇人三十六病：据《诸病源候论·妇人带下三十六病候》记载，妇

人三十六病指十二癥、九痛、七害、五伤、三痼。

⑧饪：指饮食。

⑨五邪：指风、寒、湿、雾、饮食之邪。

⑩前：指午前。

问曰：病有急当救里救表者，何谓也？师曰：病，医下之，续得下利清谷①不止，身体疼痛者，急当救里；后身体疼痛，清便自调者，急当救表也。

问：治疗急证，有时先治里证，有时先治表证，这是什么原因呢？

老师回答：如果疾病在表，误用泻下法治疗后，患者出现下利清谷不止，此时尽管有身体疼痛的表证，也应当立即治疗里证，里证恢复之后才能治疗表证。

【注释】

①清谷：指的是大便完谷不化。

夫病痼疾，加以卒病，当先治其卒病，后乃治其痼疾也。

如果患者平素患有慢性病，又患上了新病，则应该先治新病，然后再治疗原有的慢性病。

师曰：五脏病各有得①者愈，五脏病各有所恶②，各随其所不喜者为病。

病者素不应食，而反暴思之，必发热也。

老师说：治疗五脏病证，必须配合适当的饮食、居住场所，这样病情就容易痊愈；反之，病情就会加重。如果患者突然想吃平常不爱吃的食物，就容易助长病邪而引起发热。

【注释】

①所得：指适合患者的饮食和居住场所。

②所恶：指患者所厌恶的饮食和居住场所。

夫诸病在脏①，欲攻②之，当随其所得③而攻之，如渴者，与猪苓汤。余皆仿此。

治疗里实证，必须根据其病因来用攻法。比如，治疗口渴，如果病是因为阴虚内热与水邪互结所致的，就应该服用猪苓汤来利湿，湿去则热除，口渴也可以随之而解。其他的病证也是如此治疗。

【注释】

①在脏：这里泛指在里的疾病。

②攻：作治疗解。

③所得：指病邪与有形之邪如痰、血、水、食等相结合的意思。

卷上

痉湿暍病脉证第二

（论一首 脉证十二条 方十一首）

【本篇精华】

1. 论述刚痉与柔痉的诱发原因及表现形式；
2. 介绍治疗痉病的方法；
3. 介绍湿病的表现及证治方法；

【原文】→【译文】

太阳病，发热无汗，反恶寒者，名曰刚痉。

患太阳病，出现发热，无汗，却反而怕冷，以及颈项转侧不利等症状的，称为刚痉。

太阳病，发热汗出，而不恶寒，名曰柔痉。

患太阳病，如果出现发热，汗出，反而不怕冷，以及筋脉拘急的，称为柔痉。

太阳病，发热，脉沉而细者，名曰痉，为难治。

患太阳病，出现发热，并且脉象沉细的，表明是正气亏损不足，邪气炽盛的痉病，比较难以治疗。

太阳病，发汗太多，因致痉。

患太阳病，如果误用发汗法发汗过多，损伤津液，就会导致痉病的产生。

夫风病，下之则痉，复发汗，必拘急。

患太阳中风表虚证，应当调和营卫，如果误用攻下法，损伤津液，也会导致痉病；如果一误再误，再用发汗法发汗，严重损伤津液，就会导致筋脉失养而出现拘挛。

疮家①虽身疼痛，不可发汗，汗出则痉。

如果久患疮疡病，即使出现身体疼痛的表证，也不能用发汗法治疗，否则将会损伤津液，以致形成痉病。

【注释】

①疮家：指的是久患疮疡或被金刃创伤之人。

病者身热足寒，颈项强急，恶寒，时头热，面赤目赤，独头动摇，卒口噤①，背反张者，痉病也。若发其汗者，寒湿相得，其表益虚，即恶寒甚。发其汗已，其脉如蛇。

患者出现身体发热，两脚寒冷，颈项强直拘紧，怕冷，偶尔头部发热，面部与两眼发红，头部不自主地摇动，突然牙关紧闭，腰背强直，角弓反张等症状，表示为痉病。

如果此时用汗法发汗，使得肌表的寒邪与汗湿相合，阻遏腠理的气机，就会导致肌表的卫气更虚，卫气不能温煦肌表，则更容易怕冷，等到发汗后，则会出现坚硬有力的脉象，起起伏伏如同蛇行一般。

【注释】

①卒口噤：卒，同猝，突然的意思。卒口噤，即突然牙关紧闭，不能说话。

暴腹胀大者，为欲解，脉如故，反伏弦者，痉。

夫痉脉，按之紧如①弦，直上下行②。痉病有灸疮③，难治。

如果腹部突然胀大，脉象变得柔和的，表示病即将痊愈；如果脉象反而沉伏而弦的，表示痉病未解。痉病的脉象，特征为由寸部到尺部皆出现弦紧的脉象。

患痉病，同时又兼有灸疮的，比较难以治疗。

【注释】

①如：犹"而"也。古"如"与"而"可互相通用。

②上下行："上"指的是脉的寸部，"下"指的是脉的尺部。上下行，即从寸部到尺部。

③灸疮：因火灸所致的疮。

太阳病，其证备，身体强，几几然，脉反沉迟，此为痉，瓜蒌桂枝汤主之。

患太阳病，出现头项强痛，发热，自汗，恶风，项背强直，以及沉迟的脉象，属于痉病，可以服用瓜蒌桂枝汤治疗。

《瓜蒌桂枝汤方》

太阳证备脉沉迟，身体几几欲痉时，三两蒌根姜桂芍，二甘十二枣枚宜。

处方：瓜蒌根、甘草各6克，桂枝、芍药、生姜各9克，大枣12枚。

功能主治：解肌发表，生津舒筋。治外感风寒，发热恶风，头痛汗出，身体强，几几然，脉沉迟而有力者。

用法用量：上六味，以水900毫升，煮取300毫升，分三次温服，取微汗。汗不出，服顷啜热粥发之。

备注：本方即《伤寒论》桂枝汤加蒌根而成，所治之证，为痉病中之柔痉。是外有表邪，经络受阻，经脉拘急不舒，复因表虚汗出，津液不得濡润而成。方中用桂枝汤外解风寒，加入瓜蒌根甘寒润燥而通津液，并且善通经络。配合成方，可收解表生津并重之效，表证解，津液通，经脉濡，而痉亦自愈。

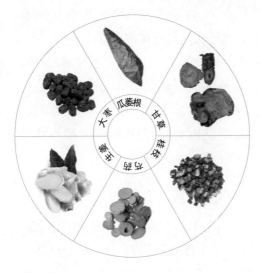

太阳病，无汗而小便反少，气上冲胸，口噤不得语，欲作刚痉，葛根汤主之。

患太阳病，没有出汗，小便反而减少，自觉有气上冲胸口，牙关紧闭而不能说话，这是即将发生刚痉的先兆，可以服用葛根汤治疗。

葛根汤方

四两葛根三两麻，枣枚十二效堪嘉，
桂甘芍二姜三两，无汗憎风下利夸。

处方： 葛根 12 克，麻黄（去节）、生姜（切）各 9 克，桂枝（去皮）、甘草（炙）、芍药各 6 克，大枣 12 枚（擘）。

功能主治： 发汗解毒，升津舒筋。

治外感风寒表实，恶寒发热，头痛，项背强几几，身痛无汗，腹微痛，或下利，或干呕，或微喘，舌淡苔白，脉浮紧者。现用于感冒、流行性感冒、麻疹、痢疾以及关节痛等病证见上述症状者。

用法用量： 上七味，以水 1 升，先煮麻黄、葛根，减至 800 毫升，去上沫，纳诸药，再煮取 300 毫升，去滓，每次温服 150 毫升，覆取微似汗。

备注： 方中葛根升津液，濡筋脉为君；麻黄、桂枝疏散风寒，发汗解表为臣；芍药、甘草生津养液，缓急止痛为佐；生姜、大枣调和脾胃，鼓舞脾胃生发之气为使。诸药合用，共奏发汗解表，升津舒筋之功。

痉为病，胸满口噤，卧不着席①，脚挛急，必齘齿，可与大承气汤。

刚痉的症状表现为：胸部胀满，牙关紧闭而不能说话，不能平卧在床，双腿挛急，磨牙而有声音。可以服用大承气汤治疗。

【注释】

①卧不着席：平卧背不能贴近席子，形容背反张之甚。

大承气汤方

大承气汤用硝黄，配伍枳朴泻力强，
痞满燥实四症见，峻下热结第一方。
去硝名曰小承气，轻下热结用之效，
调胃承气硝黄草，便秘口渴急煎尝。

处方： 大黄（酒洗）、枳实（炙）各12克，厚朴（去皮）15克，芒硝9克。

功能主治： 峻下热积。主阳明腑实证。潮热谵语，手足漐然汗出，矢气频频，大便不通，脘腹满痛拒按，舌苔焦黄起刺，成焦黑燥裂，脉沉滑或沉迟有力；热结旁流，下利清水，臭秽难闻，脐腹疼痛，按之坚硬有块，热厥，高热神昏，扬手掷足，烦躁饮冷，便秘不通；痉病，牙关紧闭，手足抽搐，角弓反张，口噤蚧齿。现用于急性单纯性肠梗阻，黏连性肠梗阻，蛔虫性肠梗阻，急性胆囊炎，急性阑尾炎，以及某些高热性疾患，见有阳明腑实证者。

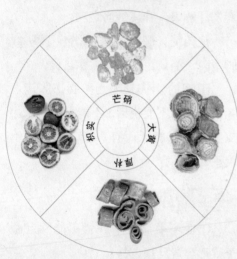

用法用量： 上四味，用水1升，先煮厚朴、枳实，取500毫升，去滓；纳大黄，更煮取200毫升，去滓，纳芒硝，再上微火煎一二沸，分二次温服。得下，余勿服。

备注： 方中大黄泄热通便，厚朴行气散满，枳实破气消痞，芒硝润燥软坚。四药配合，具有峻下热积之功。

太阳病，关节疼痛而烦①，脉沉而细者，此名湿痹。湿痹之候②，小便不利，大便反快，但当利其小便。

患太阳表证，兼有关节疼痛，烦燥，以及脉象沉细的，表示为湿痹病。湿痹的症状表现为：小便不通利，大便反而爽快。应当用通利小便法来治疗。

【注释】

①烦：这里引申为剧烈的意思，形容关节疼痛之程度。如《周礼·秋官·司隶》曰："邦有祭祀宾客丧纪之事，则役其烦辱之事。"唐代郑玄注云："烦，犹剧也。"

②候：证候。

湿家①之为病，一身尽疼，发热，身色如熏黄②也。

患湿病，症状表现为：全身疼痛、发热，皮肤颜色好像被烟熏过一样暗黄。

【注释】

①湿家：感受湿邪的患者。

②熏黄：形容颜色黄而晦暗，就像被烟熏过一样。

湿家，其人但头汗出，背强，欲得被覆向火①。若下之早则哕②，或胸满，小便不利，舌上如胎③者，以丹田④有热，胸上有寒，渴欲得饮而不能饮，则口燥烦也。

患湿病的人，只有头部出汗，背

部强直，喜欢裹着棉被或烤火取暖，如果过早使用攻下法，则会出现呃逆，或是胸部胀满，小便不通利。如果舌上出现白滑苔，表示是因为误用攻下法后导致邪热陷下于丹田，而寒湿仍停聚于胸膈，因此出现口渴想喝水，但又喝不下，只是口中干燥不适的症状。

【注释】

①被覆向火：用患者想近火、盖被等取暖的欲望，形容其恶寒比较严重。

②哕：呃逆。

③舌上如胎：胎同苔。舌上如胎，指的是舌上湿润白滑，似苔非苔。

④丹田：穴名，在脐下三寸处，这里泛指下焦，与胸上对举。

湿家下之，额上汗出，微喘，小便利①者死，若下利不止者，亦死。

患湿病，如果误用攻下法，出现额上出汗，轻微气喘，小便通利的，为不治之症；如果腹泻不止，也同样难治。

【注释】

①小便利：指小便清长而频数。

风湿相搏，一身尽疼痛，法当汗出而解，值天阴雨不止，医云此可发汗，汗之病不愈者，何也？盖发其汗，汗大出者，但风气去，湿气在，是故不愈也。若治风湿者，发其汗，但微微似欲出汗者，风湿俱去也。

风邪与湿邪相合而侵袭人体，出现周身疼痛，应当用发汗法治疗，使风湿邪气随汗而出，则病情可以痊愈。

如果正逢阴雨不停，医生依然用发汗法治疗，发汗后病情却不见改善，这是什么原因呢？这是因为发汗太快，出汗太多，只有风邪随汗而出，但湿邪仍在，因此病情不见改善。

治疗风湿病，应当用发汗法使身体微微出汗，这样一来，风湿邪气才能随汗而解。

湿家病，身疼发热，面黄而喘，头痛，鼻塞而烦，其脉大，自能饮食，腹中和无病，病在头中寒湿，故鼻塞，内药鼻中则愈。

久患湿病的人，出现身体疼痛而发热，面色发黄而又气喘，头痛，鼻塞，心烦不安，脉象大，饮食正常，这是肠胃调和无病，而病在头部，是头部受了寒湿之邪的侵袭，阻塞鼻窍，所以鼻塞不通，治疗时应将宣泄寒湿的药物塞在鼻子里，则病可痊愈。

湿家身烦疼，可与麻黄加术汤发其汗为宜，慎不可以火攻①之。

患湿病，出现身体疼痛，心烦不宁的，应当用麻黄加术汤发汗治疗，千万不可用火熏、温针等火攻法治疗。

【注释】

①攻：作治疗解。

《麻黄加术汤方》

烦痛湿气里寒攻，发汗为宜忌火攻，
莫讶麻黄汤走表，术加四两里相融。

处方： 麻黄（去节）、杏仁（去皮、尖）各9克，桂枝（去皮）6克，甘草（炙）3克，白术12克。

功能主治： 发汗解表，散寒除湿。治外感寒湿，恶寒发热，身体烦疼，无汗不渴，苔白腻，脉浮紧者。

用法用量： 上五味，用水900毫升，先煮麻黄，去上沫，纳诸药，煮取250毫升，去滓，温服150毫升，覆被取微汗。

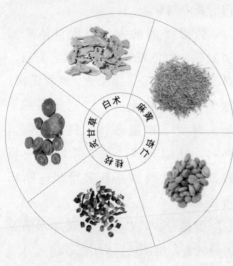

备注： 方中用麻黄汤祛风以发表，即以白术除湿而固里，且麻黄汤内有白术，则虽发汗而不至多汗，而术得麻黄并可以行表里之湿，即两味足以治病。况又有桂枝和营达卫，助麻黄以发表；杏仁疏肺降气，导白术以宣中；更加甘草协和

表里，使行者行，守者守，并行不悖。

病者一身尽疼，发热，日晡所①剧者，名风湿。此病伤于汗出当风，或久伤取冷②所致也。可与麻黄杏仁薏苡甘草汤。

出现全身疼痛，发热，每天下午3～4点时症状更加严重的，属于风湿病。

此病是由于出汗时皮肤腠理疏松，而又感受风邪，或是长时间贪凉所致。可以服用麻黄杏仁薏苡甘草汤治疗。

【注释】

①日晡所：指十二时辰之申时，即下午三点钟至五点钟，称晡时或日晡所。

②久伤取冷：劳伤汗出而入冷水者。

《麻黄杏仁薏苡甘草汤方》

风湿身痛日晡时，当风取冷病之基，
薏麻半两十枚杏，炙草扶中一两宜。

处方： 麻黄（去节）、薏苡仁各7克，（汤泡）甘草（炙）14克，杏仁3克（去皮、尖，炒）。

制法： 上药锉碎。

功能主治： 解表祛湿。治风湿在表，一身尽疼，发热，日晡所剧者。

用法用量： 每服12克，用水230毫升，煮至180毫升，去滓韫服。有微汗，避风。

备注： 方中麻黄散寒；薏苡除湿；

杏仁利气，助麻黄之力；甘草补中，给薏苡以胜湿之权。

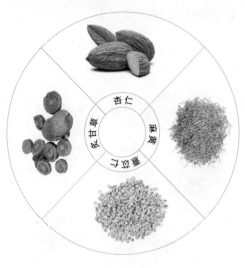

风湿，脉浮，身重，汗出，恶风者，防己黄芪汤主之。

风湿患者，脉象浮，身体沉重，汗出怕风的，应当用防己黄芪汤治疗。

《防己黄芪汤方》

《金匮》防己黄芪汤，白术甘草枣生姜，益气祛风又行水，表虚风水风湿康。

处方：防己 12 克，黄芪 15 克，甘草（炒）6 克，白术 9 克。

功能主治：益气祛风，健脾利水。表虚不固之风水或风湿证。汗出恶风，身重微肿，或肢节疼痛，小便不利，舌淡苔白，脉浮。

用法用量：上锉麻豆大，每服 15

克，生姜四片，大枣一枚，水盏半，煎八分，去滓温服，良久再服，服后当如虫行皮中，以腰以下如冰，后坐被中，又以一被绕腰以下，温令微汗，瘥。现代用法：作汤剂，加生姜、大枣，水煎服，用量按原方比例酌定。

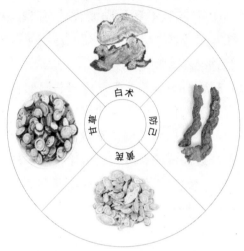

备注：本方所治风水或风湿，乃因表虚卫气不固，风湿之邪伤于肌表，水湿郁于肌腠所致。风性开泄，表虚不固，营阴外泄则汗出，卫外不密故恶风；湿性重浊，水湿郁于肌腠，则身体重着，或微有浮肿；内湿郁于肌肉、筋骨，则肢节疼痛。舌淡苔白，脉浮为风邪在表之象。风湿在表，当从汗解，表气不足，则又不可单行解表除湿，只宜益气固表与祛风行水并施。方中以防己、黄芪共为君药，防己祛风行水，黄芪益气固表，兼可利水，两者相合，祛风除湿而不伤正，益气固表而不恋邪，使风湿俱去，表虚得固。臣以白术补气健脾祛湿，既助防己祛湿行水之功，又增黄芪益气固表之力。佐入姜、枣调和营卫。甘草和中，兼可调和诸药，是为佐使之用。

> 伤寒八九日，风湿相搏，身体疼烦，不能自转侧，不呕不渴，脉浮虚而涩者，桂枝附子汤主之。若大便坚，小便自利者，去桂加白术汤主之。

患伤寒病八九天，风邪与湿邪相合侵袭人体，出现身体疼痛且心烦不安，不能自由转侧，不呕也不渴，脉象浮虚而涩的，应当服用桂枝附子汤治疗；如果大便硬结，小便通利的，则应当去桂枝加白术汤治疗。

附子祛风除湿，温经散寒，二药相配，散风寒湿邪而止痹痛；生姜、大枣调和营卫，甘草补脾和中。五味合用，共奏祛风除湿，媪经散寒之功。

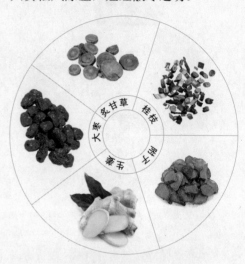

《桂枝附子汤方》

桂枝附子寒痹痛，去芍加附量要重，扶阳散寒应兼顾，脉浮虚涩是其应。

处方： 桂枝12克（去皮），附子15克（炮，去皮），生姜9克（切），大枣12枚（擘），甘草6克（炙）。

功能主治： 祛风除湿，温经散寒。治伤寒八九日，风湿相搏，身体疼烦，不能自转侧，不呕不渴，脉浮虚而涩者。现用于风湿性关节炎、坐骨神经痛等属于风寒湿邪而成者。

用法用量： 上药五味，以水1800毫升，煮取600毫升，去滓，分三次温服。

备注： 方中桂枝散风寒，通经络，

《白术附子汤方》

白术附子汤除痹，生姜大枣甘草炙，风寒湿痹重在湿，助阳除湿微汗知。

处方： 白术6克，附子10克（炮，去皮），甘草3克（炙），生姜4.5克（切），大枣6枚。

功能主治： 祛风除湿。风湿相搏，身体疼烦，不能自转侧，不呕不渴，脉浮虚而涩，大便坚，小便自利者。

用法用量： 上五味，以水1.2升，煮取400毫升，去滓，分三次温服。一服觉身痹半日许，再服、三服都尽。其人如冒状，勿怪。

注意： 服药期间，忌食海藻、菘菜、猪肉、生葱、桃，李、雀肉等。

加减： 若寒甚者，加川乌、麻黄，

以温阳散寒止痛；若气虚者，加黄芪、人参，以益气固表等。

备注：方中附子壮阳气，散阴寒，通经气，利关节；白术益气健脾燥湿；生姜散寒除湿；大枣、甘草，益气和中，既缓附子之烈性，又缓急止痛。

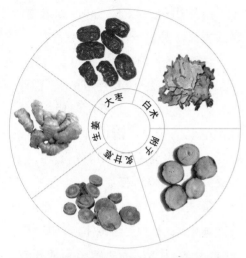

风湿相搏，骨节疼烦掣痛①不得屈伸，近之则痛剧，汗出短气，小便不利，恶风不欲去衣，或身微肿者，甘草附子汤主之。

风与湿邪相合侵袭人体，出现疼痛难忍，四肢抽掣，关节屈伸不利，用手触摸则疼痛更为严重，汗出，气短，小便不利，怕风，不愿脱掉衣服，或是出现轻度水肿的，应当服用甘草附子汤治疗。

【注释】

①掣痛：掣，牵拉的意思。掣痛，即牵引作痛。

甘草附子汤方

仲景甘草附子汤，白术桂枝痹证方，骨节烦痛近之剧，温阳散寒除湿当。

处方：甘草（炙）、白术各6克，附子（炮，去皮，破）、桂枝（去皮）各12克。

功能主治：温经散寒，祛风除湿。治风湿相搏，骨节疼烦，掣痛不得屈伸，近之则痛剧，汗出短气，小便不利，恶风不欲去衣，或身微肿。

用法用量：上四味，以水1.2升，煮取600毫升，去滓。温服200毫升，一日三次。初服得微汗则解。

备注：方中附子温阳通经，散寒止痛。桂枝温通血脉，通利关节。白术健脾和胃，生化气血，除寒燥湿。甘草益气补中，调和诸药。

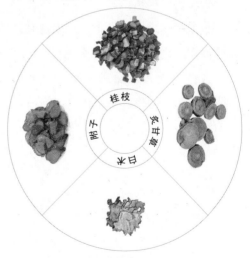

太阳中暍①，发热恶寒，身重而疼痛，其脉弦细芤迟。小便已，洒洒然

毛耸②，手足逆冷，小有劳，身即热，口开③，前板齿④燥。若发其汗，则其恶寒甚；加温针，则发热甚；数下之，则淋甚。

暑邪伤犯人体，症状表现为发热、怕冷、身体沉重而疼痛，脉象弦细扎迟，小便结束后身上汗毛竖起，四肢逆冷，稍微劳动，则身体就发热，张口喘气，牙齿干燥。如果此时误用发汗法，就会更加怕冷；误用温针，发热就更为严重；误用泻下法，就会出现小便短少、淋涩而疼痛的淋病。

【注释】

①暍：伤暑。

②洒洒然：形寒毛耸的样子。

③口开：这里指暑热内扰，气逆张口作喘之状。

④板齿：门齿。

太阳中热者，暍是也。汗出恶寒，身热而渴，白虎加人参汤主之。

人体感受暑热而患太阳表证，属于暍病，症状表现为：出汗，怕冷，全身发热，口渴。应当服用白虎加人参汤治疗。

◀ 白虎加人参汤方 ▶

服桂渴烦大汗倾，液亡肌腠洞阳明，
膏斤知六参三两，二草六粳米熟成。

处方：知母18克，石膏48克（碎，绵裹），甘草（炙）6克，粳米18克，人参9克。

功能主治：清热、益气、生津。伤寒、温病、暑病气分热盛，津气两伤，身热而渴，汗出恶寒，脉虚大无力；火热迫肺，上消多饮者。

用法用量：以水一斗，煮米熟，汤成去滓，温服一升，每日三次。

注意：①《伤寒论》：此方立夏后立秋前乃可服。立秋后不可服；正月、二月、三月凛冷，亦不可与服之，与之则呕利而腹痛；诸亡血虚家，亦不可与，得之腹痛而利。②《外台》引《千金翼》：忌海藻、菘菜。

备注：方中知母清阳明胃热，生津除烦止渴；石膏泻热生津，养阴退热；人参、粳米、甘草，补中益气，健脾和中，生津益营，并制约知母、石膏苦寒伤气。

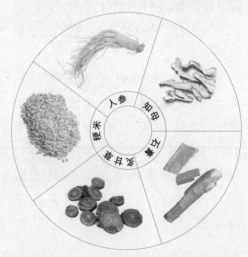

太阳中暍，身热疼重，而脉微弱，此以夏月伤冷水，水行皮中所致也，

一物瓜蒂汤主之。

患太阳中暑，出现发热，身体疼痛而沉重，脉象微弱，这是因为夏季贪饮凉食，或是汗出用冷水淋浴，水湿之邪行于皮肤中所致起。应当服用一物瓜蒂汤治疗。

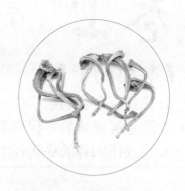

瓜蒂

一物瓜蒂汤方

暍病阴阳认要真，热疼身重得其因，
暑为湿恋名阴暑，二十甜瓜蒂可珍。

处方：瓜蒂2～7个（一本云20个）。

功能主治：太阳中暍，身热疼重，而脉微弱，此以夏月伤冷水，水行皮中所致，身面四肢浮肿。

用法用量：以水1升，煮取5合，去滓顿服。

备注：①《张氏医通》：此方之妙，全在探吐，以发越郁遏之阳气，则周身汗出表和，而在内之烦热得苦寒涌泄，亦荡涤无余。②《金匮要略心要》：瓜蒂苦寒，能吐能下，去身面四肢水气，水去而暑无所依，将不治而自解矣。此治中暑兼湿者之法也。③《金鉴》：瓜蒂治身面浮肿，散皮中水气，苦以泄之耳。④《温病条辨》：此热少湿多，阳郁致病之方法也。瓜蒂涌吐其邪，暑湿俱解，而清阳复辟矣。

卷上

百合狐惑阴阳毒病证治第三

（论一首 证三条 方十二首）

【本篇精华】

1. 论述百合病的症状及治疗方法；
2. 论述狐惑病的症状及治疗方法；
3. 论述阴阳毒的症状和治疗方法。

【原文】→【译文】

论曰：百合病者，百脉一宗①，悉致其病也。意欲食，复不能食，常默默②，欲卧不能卧，欲行不能行，饮食或有美时，或有不用闻食臭时，如寒无寒，如热无热，口苦，小便赤，诸药不能治，得药则剧吐利，如有神灵者，身形如和，其脉微数。每溺时头痛者，六十日乃愈；若溺时头不痛，淅然③者，四十日愈；若溺快然，但头眩者，二十日愈。其证或未病而预见④，或病四五日而出，或病二十日、或一月微见者，各随证治之。

有些观点认为：人身上的血脉，分之有百，合之则同出一源，皆源自心肺，源有病则百脉皆病。

百合病的症状表现为：想要进食，却又吃不下，经常沉默不语，想睡觉又睡不着，想行走又走不动；有时食欲很好，有时又不愿闻到饮食的气味，似乎怕冷，但又没有寒证，似乎发热，但又没有热证；口苦，小便赤红，即使服用许多药物也不能改善病情，服药后甚至出现呕吐或是腹泻得十分厉害，神情恍惚不定，像是被神灵附身一般，但没有明显的症状，只是脉搏稍快。

如果患者在小便时出现头痛的，患病约 60 天可以好转；如果患者在小便时头不痛，但怕风的，患病约 40 天可以好转；如果患者在小便时很畅快，只出现头晕的，患病约 20 天可以好转。

以上这些症状，有的在患病之前就会出现，有的在患病四五天后出现，有的在患病 20 天或 1 个月后才稍微出现，在进行治疗时，应当辨证论治。

【注释】

①百脉一宗：指人体血脉分之可

百，但其同归心肺所主则一。"宗"，"本"也，"聚"也之谓。

②默默：指患者精神不振，沉默不语的样子。

③淅然：形容怕风、寒栗的样子。

④预见：见，同"现"，显露的意思。

百合病，发汗后者，百合知母汤主之。

患百合病，误用发汗法后，导致津液严重亏损的，用百合知母汤主治。

百合知母汤方

病非应汗汗伤阴，知母当遵三两箴。
渍去沫涎七百合，别煎泉水是金针。

处方：百合7枚（擘），知母9克（切）。

功能主治：清热养阴。治百合病，发汗后，心烦口渴者。

用法用量：先以水洗百合，渍一宿，当白沫出，去其水，再以泉水400毫升，煎取200毫升，去滓；另以泉水400毫升，煎知母，取200毫升，去滓。将两次药汁混和煎，取300毫升，分温二服。

备注：百合，润肺清心，益气安神；知母，清热生津，除烦润燥。该方的溶剂泉水特殊，古本草认为其具有益五脏，清肺胃，下热气，利小便功效。百合甘寒清润而不腻，知母甘寒降火而不燥，百合偏于补，知母偏于泻，

二药配伍，一润一清，一补一泻，共奏润肺清热，宁心安神之功。

注意：百合知母汤煎法有特殊意义，仲景称之为合和后煎，即分别用泉水煎百合及知母，去渣，两药相合后再煎，这种煎法古时认为有调和阴阳作用。

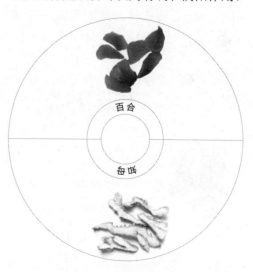

百合病，下之后者，滑石代赭汤主之。

患百合病，误用攻下法而发病的，应该服用滑石代赭汤来治疗。

滑石代赭汤方

不应议下下之差，既下还当竭旧邪，
百合七枚赭弹大，滑须三两效堪夸。

处方：百合7枚（擘），滑石9克（碎，绵裹），代赭石（如弹子大）1枚（碎，绵裹）。

功能主治：养阴利水，和胃降逆。治百合病误下后伤阴，小便减少，气逆呕吐者。

用法用量：上药先以水洗百合，

渍一宿，当白沫出，去其水，更以泉水 400 毫升，煎取 200 毫升，去滓；别以泉水 400 毫升，煎滑石、代赭石，取 200 毫升，去滓，与前百合煎汁合和，再煎取 300 毫升，分温服。

备注： 方中百合滋心肺之阴而清虚热；滑石清心肺之热而利湿；代赭石清泻胃中郁热，降逆下行。

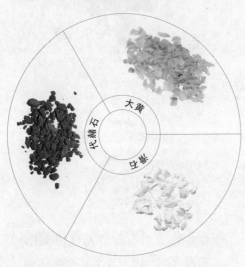

百合病，吐之后者，百合鸡子汤主之。

患百合病，误用吐法而发病的，应该服用百合鸡子汤治疗。

《百合鸡子黄汤方》

不应议吐吐伤中，必仗阴精上奉功，
百合七枚洗去沫，鸡黄后入搅浑融。

处方： 百合 7 枚（擘），鸡子黄 1 枚。

功能主治： 滋阴养胃，降逆除烦。治百合病，误吐之后，虚烦不安者。

用法用量： 先以水洗百合，浸一宿，当白沫出，去其水，再以泉水 400 毫升，

煎取 200 毫升，去滓，入鸡子黄搅匀，煎至 100 毫升，温服。

备注： ①《古方选注》：君以百合，甘凉清肺；佐以鸡子黄救厥阴之阴，安胃气，救厥明即所以奠阳明，救肺之母气，亦阳病救阴之法也。②《金匮方歌括》元犀按：吐后伤中者，病在阴也，阴伤，故用鸡子黄养心胃之阴，百合滋肺气下润其燥，胃为肺母，胃安则肺气和而令行，此亦用阴和阳，无犯攻阳之戒。

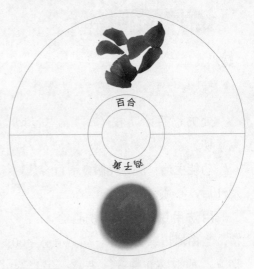

百合病，不经吐、下、发汗，病形如初者，百合地黄汤主之。

百合病未经过使用催吐、泻下、发汗等方法治疗，而症状表现与第一条所述相同的，应该服用百合地黄汤治疗。

《百合地黄汤方》

不经汗下吐诸伤，形但如初守太阳，
地汁一升百合七，阴柔最是化阳刚。

处方：百合7枚（擘），生地黄汁200毫升。

功能主治：滋阴清热。治百合病，阴虚内热，神志恍惚，沉默寡言，如寒无寒，如热无热，时而欲食，时而恶食，口苦，小便赤。

用法用量：以水浸洗百合一宿，去其水；再以泉水400毫升，煎取200毫升，去滓；入地黄汁，煎取300毫升，分温再服。中病勿更服。

注意：服后大便色黑如漆。

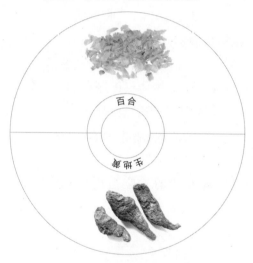
百合

旱莲草

备注：①《千金方衍义》：百合病若不经发汗、吐、下，而血热自汗，用百合为君，安心补神，能去中热，利大小便，导涤痰积；但佐生地黄汁以凉血，血凉则热毒解而蕴结自行，故大便当去恶沫也。②《金匮要略心典》：百合色白入肺，而清气中之热，地黄色黑入肾，而除血中之热，气血即治，百脉俱清，虽有邪气，亦必自下；

服后大便如漆，则热除之验也。

百合病一月不解，变成渴者，百合洗方主之。

如果患百合病1个月仍不痊愈，反而出现口渴的，应该服用百合洗方治疗。

《百合洗方》

月周不解渴因成，邪热留恋肺不清，
百合一升水一斗，洗身食饼不和羹。

处方：百合100克。

功能主治：治百合病，一月不解，变成渴者。

用法用量：以水2升，渍百合一宿。洗身。洗毕食煮饼。

注意：服药期间，禁食盐豉。

备注：①《千金方衍义》；病无经络可分，百脉一宗致病，故名百合。其病虽有上、中、下三焦之别，皆由伤寒虚劳大病后，虚火扰其血脉所致。治法咸用百合为君，以安心补神，能去血中之热，利大小便，导涤痰积，然必鲜者方克有济。其经月不解，百脉内壅，津液外泄而成渴者，则用百合洗之，一身之脉皆得通畅，而津液行，渴自止。勿食盐豉者，以味咸能凝血也。②《退思集类方歌注》：皮毛为肺之合，外洗皮毛，亦可内除其渴。洗已，食煮饼，勿啖咸豉，恐咸味耗水而增渴也。

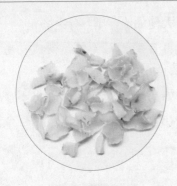

百合

百合病，渴不差①者，瓜蒌牡蛎散主之。

患百合病，口渴不止的，用瓜蒌牡蛎散方主治。

《瓜蒌牡蛎散方》

洗而仍渴属浮阳，牡蛎蒌根并等量，
研末饮调方寸匕，寒兼咸苦效愈常。

处方： 瓜蒌根、牡蛎（熬）等分。
制法： 上为细末。
功能主治： 生津止渴，益阴潜阳。
治百合病。肺胃津伤，口渴不愈者。

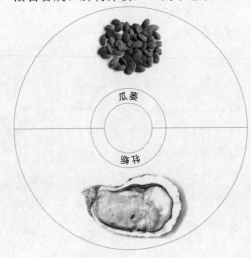

瓜蒌

牡蛎

用法用量： 每次 10 克，以温开水调服，一日三次。

备注： 本方所治之病，是百合病津液耗伤而见口渴者。方中瓜蒌根清热润燥，生津止渴；佐以牡蛎益阴潜阳，以降虚热。二味相配，共奏生津止渴，益阴潜阳之效。适用于百合病阴虚内热，虚阳上浮，肺胃津伤而见口渴者。

【注释】

①不差：不解。

②方寸匕：匕，曲柄浅斗，形状与现在的羹匙类似。方寸匕，古代量取药末的器具，犹如现在的药匙。一方寸匕的量，为体积正方一寸的容量，其重量因药品的质量而异。

百合病，变发热者，百合滑石散主之。

患百合病原本不应当发热，如果出现发热的，应当用百合滑石散治疗。

《百合滑石散方》

前此寒无热亦无，变成发热热堪虞，
清疏滑石宜三两，百合烘筛一两需。

处方： 百合30克（炙），滑石90克。
制法： 为散。
功能主治： 滋阴润肺，清热利尿。
治百合病，邪郁日久，发热，小便赤涩者。

用法用量： 饮服9克，日三服，当微利者止服，热则除。

备注： 方中百合滋心肺，清虚热；滑石清热利湿，一滋一利，滋不助湿，利不伤阴。

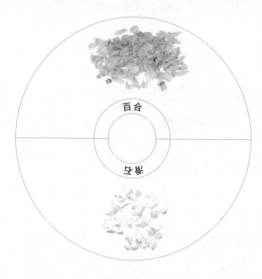

百合病见于阴者，以阳法救之；见于阳者，以阴法救之。见阳攻阴，复发其汗，此为逆；见阴攻阳，乃复下之，此亦为逆。

患百合病，如果出现阴寒证，应该用温阳散寒法；如果出现阳热证，则应该用滋阴清热法。

如果出现阳热证，反用温阳散寒法治疗，又再发其汗，属于逆治（误治）；如果出现阴寒证，却用滋阴清热法治疗，又服用泻下药，这也属于逆治（误治）。

狐惑之为病，状如伤寒，默默欲眠，目不得闭，卧起不安，蚀①于喉为惑，蚀于阴②为狐，不欲饮食，恶闻食臭，其面目乍赤、乍黑、乍白。蚀于上部③则声喝④，甘草泻心汤主之。

患狐惑病，症状表现与伤寒病很类似，患者沉默想睡，却不能闭目安眠，睡卧时又想起身，神情不安。

虫毒侵蚀于上部咽喉的称为惑，侵蚀于下部前后二阴的称为狐。患者不想吃东西，很怕闻到饮食的气味；同时面色及眼睛的颜色也变化无常，有时红，有时黑，有时白。

如果腐蚀于咽喉，就会出现声音嘶哑。应当服用甘草泻心汤治疗。

【注释】

①蚀：腐蚀。

②阴：指的是肛门和生殖器前后二阴。

③上部：指的是喉部。

④声喝：指说话声音嘶哑或噎塞不利。

◀甘草泻心汤方▶

伤寒甘草泻心汤，却妙增参三两匡，彼治痞成下利甚，此医狐惑探源方。

处方： 甘草12克（炙），黄芩、干姜、半夏（洗）各9克，大枣12枚（擘），黄连3克。

功能主治： 益气和胃，消痞止呕。治伤寒中风，医反下之，以致胃气虚弱，其人下利日数十行，完谷不化，腹中雷鸣，心下痞硬而满，干呕，心烦不得安。

用法用量：上六味，以水2升，煮取1.2升，去滓，再煎取600毫升。温服200毫升，一日三次。

备注：方中甘草以补中益脾胃，使脾胃之气复职，既生化气血，又主持其功能。黄连、黄芩清热燥湿，使脾胃不为湿热所肆虐。半夏、干姜以宣畅中焦气机，使湿热之邪无内居之机。大枣以补中益气，与甘草相用，以治病扶正驱邪，正气得复，不为邪虐，然则诸症罢，诸药相合，以达苦寒泻邪而不峻，辛温温通而不散正气，甘药补而有序以和中固本。

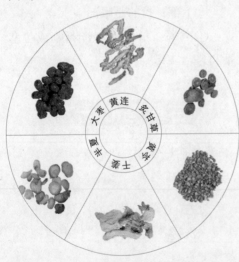

蚀于下部则咽干，苦参汤洗之。

虫毒腐蚀于前阴部，就会出现咽喉干燥，用苦参汤外洗。

《苦参汤方》

苦参汤是洗前阴，下蚀咽干热更深，尚有雄黄熏法在，肛门虫蚀亦良箴。

处方：苦参。

功能主治：狐惑病，蚀于下部，咽干。阴肿、阴痒、疥癫。

用法用量：《兰台规范》本方用苦参一升，水一斗，煎取七升，去滓，熏洗，一日三次。

加减：若阴虚者加玉竹、生地；阳虚者加肉桂、干姜；气虚者加党参、黄芪；血瘀者加川芎、红花；瘀阻时加菖蒲、郁金。

备注：方中苦参、黄连，苦寒清心，据现代药理研究，有抗心律失常即抑制异位起搏点和直接快速阻断心肌微型折返作用；辅以丹参、酸枣仁、朱砂、珍珠粉以增强镇静之效；佐以甘草调和苦参和黄连的苦寒之性。诸药相伍，功同力专，故获良效。

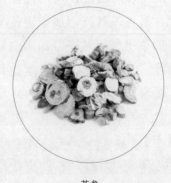

苦参

药材档案

甘草

别名： 美草、密甘、密草、国老、粉草、甜根子、甜草根、粉甘草、红甘草。

来源： 本品为豆科植物甘草、胀果甘草或光果甘草的干燥根及根茎。

药材特征： 根呈圆柱形，长25～100厘米，直径0.6～3.5厘米。外皮松紧不一。表面红棕色或灰棕色，具显著的纵皱纹、沟纹、皮孔及稀疏的细根痕。质坚实，断面略显纤维性，黄白色，粉性，形成层环明显，射线放射状，有的有裂隙。根茎呈圆柱形，表面有芽痕，断面中部有髓。气微，味甜而特殊。

性味归经： 甘，平。归心、肺、脾、胃经。

功能主治： 补脾益气，清热解毒，祛痰止咳，缓急止痛，调和诸药。用于脾胃虚弱，倦怠乏力，心悸气短，咳嗽痰多，脘腹、四肢挛急疼痛，痈肿疮毒，缓解药物毒性、烈性。

用量用法用量： 内服：2～10克，煎服。

蚀于肛者，雄黄熏之。

腐蚀于肛门的，用雄黄外熏。

◀ 雄黄熏方 ▶

雄黄熏方治寒毒，皮肤肛门诸瘙痒，解毒燥湿以杀虫，少量内服主惊狂。

处方： 雄黄10克。

功能主治： 清热解毒，燥湿杀虫。狐惑病，蚀于肛门，痛痒不止，脉虚数。

用法用量： 上1味为末，放瓦上或小铁盒内，用火烧加热，令烟出，以烟熏肛。

备注： 方中雄黄解毒疗疮，燥湿止痒，杀虫驱邪，蠲诸痰疾，善主皮肤诸疾湿毒。

雄黄

《脉经》云：患者或从呼吸上蚀其咽，或从下焦蚀其肛阴，蚀上为惑，蚀下为狐，狐惑病者，猪苓散主之。

《脉经》云：患者或从呼吸上蚀其咽，或从下焦蚀其肛阴，蚀上为惑，蚀下为狐，狐惑病者，猪苓散主之。

《脉经》云：患者或者从上呼吸道腐蚀咽喉，或者从下腐蚀肛阴。侵蚀上部的称为惑，侵蚀下部的称为狐，患狐惑病的，可以服用猪苓散治疗。

病者脉数，无热①，微烦，默默但欲卧，汗出，初得之三四日，目赤如鸠眼②；七八日，目四眦③黑。若能食者，脓已成也，赤豆当归散主之。

患者出现数脉，没有发热，感觉稍微烦躁，沉默无语，只想睡觉，身体出汗。初得病的三四天，双眼红得像斑鸠的眼睛一样，等到七八天时，两眼的内、外眦变黑；如果此时能吃东西，表示热毒蕴结于血分而形成为痈脓。应当服用赤小豆当归散治疗。

【注释】

①无热：指无寒热。

②鸠眼：鸠，鸟名，《说文》"鸠，俗称斑鸠，其目色赤"。

③四眦：指两眼内外眦。

④浆水：浆，酢也，《本草纲目》称浆水又名酸浆。嘉谟云："炊粟米熟，投冷水中，浸五、六日，味酸，生白花，色类浆，故名。"此法现已少用。

◁ 赤小豆当归散方 ▷

眼眦赤黑亦多端，小豆生芽曝令干，
豆取三分归一分，杵调浆水日三餐。

处方： 赤小豆150克（浸令芽出，

爆干），当归30克。

制法： 上二味，杵为散。

功能主治： 清热利湿，和营解毒。主湿热下注，大便下血，先血后便者。

用法用量： 浆水调服2克，日三服。

备注： 本方用赤小豆渗湿清热，解毒排脓，当归活血，去瘀生新，浆水清凉解毒。

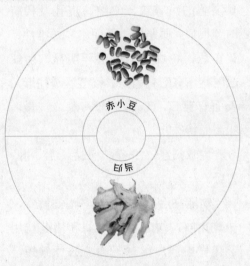

赤小豆

归尾

阳毒之为病，面赤斑斑如锦纹①，咽喉痛，唾脓血。五日可治，七日不可治。升麻鳖甲汤主之。阴毒之为病，面目青，身痛如被杖②，咽喉痛。五日可治，七日不可治。升麻鳖甲汤去雄黄、蜀椒主之。

患阳毒病，症状表现为：脸部出现红色斑点，像锦纹一般，咽喉疼痛，吐脓血。如果病情只有5天以内则容易治疗，如果超过7天以上，就很难治愈。用升麻鳖甲汤治疗。患阴毒病，症状表现为：脸部及双眼发青，全身疼痛像是被棍子打一般，咽喉疼痛。如果病情只有5天以内则容易治疗，如果超过7天以上，就很难治愈。应当服用升麻鳖甲汤去雄黄、蜀椒治疗。

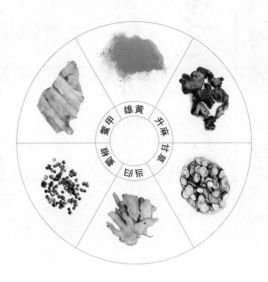

【注释】

①锦纹：本指华丽的花纹。此处形容面部有赤色的斑块，就像锦纹一样。

②身痛如被杖：杖，拷打的意思。这句话形容身体疼痛得就像受过拷打一样难忍。

③去汗：去水、去油。

《升麻鳖甲汤方》

赤斑咽痛毒为阳，鳖甲周围一指量，
半量雄黄升二两，椒归一两草同行。

处方： 升麻、甘草各28克，当归、蜀椒（炒去汗）各14克，鳖甲1片（手指大，炙），雄黄7克（研）。

功能主治： 治阳毒，面赤斑斑如锦纹，咽喉痛，吐脓血。

用法用量： 上六味，以水800毫升，煮取200毫升，顿服。

备注： 本方重用升麻，籍其升散之力以达透邪解毒之功，故《本经》谓其"主解百毒"。

卷上

疟病脉证并治第四

（证二条 方六首）

【本篇精华】

1. 论述疟病的脉象；
2. 论述疟病的三种证型的不同表现；
3. 论述疟病的治疗方法。

【原文】→【译文】

师曰：疟，脉自弦，弦数者多热，弦迟者多寒。弦小紧者下之差，弦迟者可温之，弦紧者可发汗、针灸也。浮大者可吐之，弦数者风发①也，以饮食消息②止之。

老师说：患疟病，大多出现弦脉，脉象弦数的表示发热，脉象弦迟的表示恶寒。

在治疗时，脉象弦小紧的，应当用攻下法治疗；脉象弦迟的，应当用温法治疗；脉象弦紧的，应当用汗法、针灸治疗；脉象浮大的，应当用吐法治疗；对于因感受风邪而发热，以及脉象弦数的，应当用饮食调理法治疗。

【注释】

①风发："风"，泛指邪气。因风为阳邪，易于化热，因此，此处的"风

发"，实指热盛之疟病。

②消息：意为斟酌。

病疟，以月一日发，当以十五日愈；设不差，当月尽解。如其不差①，当云何？师曰：此结为癥瘕②，名曰疟母，急治之，宜鳖甲煎丸。

患疟病，如果是在每月的初一发病的，治疗15天，就应当痊愈；否则，再过15天也应当痊愈；如果整整一个月仍不能痊愈的，这是什么原因呢？

老师说：这是由于疟邪与瘀血壅结于胁下，形成痞块，称为疟母，应当立即治疗，可以服用鳖甲煎丸治疗。

【注释】

①不差：没有痊愈。

②癥瘕：概指腹中的痞块。癥，指的是腹中积块，坚硬不移；瘕，指的是腹中痞块,时聚时散。这里实着眼于癥。

鳖甲煎丸方

活血化瘀鳖甲煎，蜂巢蜣妇虫射干；
桃硝芩草丹紫桂，参夏姜黄柴芍添。
再加石苇胶麦朴，疟母日久瘀在胁；
腹痛消瘦女经止，化痰软坚服之瘥。

处方：鳖甲（炙）、赤消各90克，乌扇（烧）、黄芩、鼠妇（熬），干姜、大黄、桂枝22.5克，石苇（去毛）、厚朴、紫葳各22.5克，柴胡、蜣螂（熬）各45克，半夏、葶苈（熬）、人参各7.5克，牡丹（去心）、䗪虫（熬）、芍药、阿胶（炙）各37.5克，蜂窠30克（炙），瞿麦、桃仁各15克。

制法：上药二十三味，为末，取煅灶下灰1.5千克，清酒5升，浸灰内过滤取汁，煎鳖甲成胶状，绞取汁，纳诸药煎，为丸如梧桐子大。

功能主治：行气化瘀，软坚消症。主疟疾日久不愈，胁下痞硬有块，结为疟母，以及症瘕积聚。

用法用量：空腹时服3～6克，每日二至三次。

注意：孕妇忌服

备注：《成方便读》方中寒热并用，攻补兼施，化痰行血，无所不备。而又以虫蚁善走入络之品，搜剔蕴结之邪。柴桂领之出表，消黄导之降里。煅灶下灰清酒，助脾胃而温运。鳖甲入肝络而搜邪。空心服七丸，日三服者，取其缓以化之耳。

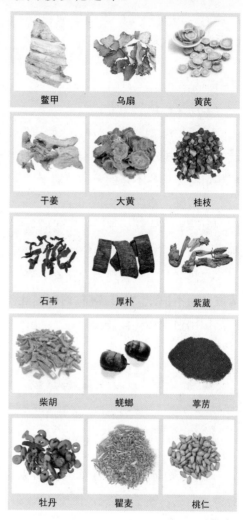

鳖甲　乌扇　黄芪
干姜　大黄　桂枝
石苇　厚朴　紫葳
柴胡　蜣螂　葶苈
牡丹　瞿麦　桃仁

师曰：阴气孤绝，阳气独发，则热而少气烦冤[①]，手足热而欲呕，名曰瘅疟[②]。若但热不寒者，邪气内藏于心，外舍分肉之间，令人消铄[③]脱肉。

老师说：平素阴虚阳盛的人，津液极为亏损，而邪热独盛，表现为高热、呼吸气短，心烦不舒，手足心热而想吐，称为瘅疟。如果只发热而不怕冷的，表示邪热侵入于脏腑，邪热同时又蒸熏体表，内外热盛，表里皆炽所致，因而容易使人消瘦。

【注释】

①烦冤：烦闷不舒。

②瘅疟：《广韵》"瘅，火起貌"，通"燀"，意为炽热、炎热。瘅疟指邪热炽盛，只热不寒的一种疟病。

③消铄：意即消损。

> 温疟者，其脉如平，身无寒但热，骨节疼烦，时呕，白虎加桂枝汤主之。

患温疟，症状表现为：脉象平和，只发热而不怕冷，关节疼痛，时时呕吐。应当服用白虎加桂枝汤治疗。

◀ 白虎加桂枝汤方 ▶

白虎原汤论已详，加桂三两另名方，
无寒但热为温疟，骨节烦痛呕又妨。

处方： 知母180克，甘草（炙）60克，石膏500克，粳米60克，桂枝（去皮）90克。

制法： 上锉为粗末。

功能主治： 清热通络止痛。温疟，其脉如平，身无寒但热，骨节疼烦，时呕，风湿热痹，壮热汗出，气粗烦躁，关节肿痛，口渴苔白，脉弦数。

用法用量： 每服15克，用水250

毫升，煎至200毫升，去滓温服。汗出愈。

备注： ①《千金方衍义》：白虎以治阳邪，加桂以通营卫，则阴阳和，血脉通，得汗而愈矣。②《古方选注》：本方方义原在心营肺卫，白虎汤清营分热邪，加桂枝引领石膏、知母上行至肺，从卫分泄热，使邪之郁于表者，顷刻致和而疟已。

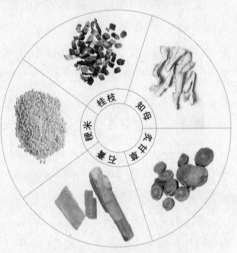

> 疟多寒者，名曰牝疟①，蜀漆散主之。

患疟病，出现寒多热少的，称为牝疟，应当服用蜀漆散治疗。

【注释】

①牝疟：牝本指雌性鸟兽。此处指以寒为主的一种疾病。《医方考》云："牝，阴也，无阳之名，故多寒名牝疟。

◀ 蜀漆散方 ▶

阳为痰阻伏心间，牝疟阴邪自往还，
蜀漆云龙平等杵，先时浆服不踰闲。

处方：蜀漆（洗去腥）、云母（烧二日夜）、龙骨等分。

功能主治：助阳，祛痰，截疟。牝疟，寒多热少者。

用法用量：上三味，杵为数。来发前以浆水调服3克，临发时服6克。

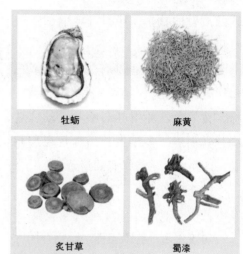

牡蛎　　　麻黄

炙甘草　　　蜀漆

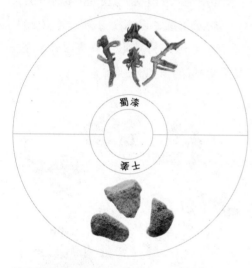

蜀漆

黍土

附《外台秘要》方

牡蛎汤：治牝疟。

牡蛎汤

先煮三漆四麻黄，四蛎二甘后煮良，
邪郁胸中须吐越，驱寒散结并通阳。

处方：牡蛎（熬）1.2克，麻黄（去节）12克，甘草（炙）、蜀漆各9克（若无，用常山代之）。

制法：上四味，切。

功能主治：治牝疟多寒者。

用法用量：以水先洗蜀漆三遍去腥，用水500毫升，煮蜀漆、麻黄（去沫），取400毫升，再入牡蛎、甘草二味，更煎取150

药材档案

牡蛎

别名：牡蛤、蛎蛤、生蚝、蛎黄、海蛎子皮。

来源：为牡蛎科动物长牡蛎、大连湾牡蛎或近江牡蛎的贝壳。

药材特征：

长牡蛎：呈长片状，背腹缘几平行，长10～50厘米，高4～15厘米。右壳较小，鳞片坚厚，层状或层纹状排列。壳外面平坦或具数个凹陷，淡紫色、灰白色或黄褐色；内面瓷白色，壳顶二侧无小齿。左壳凹陷深，鳞片较右壳粗大，壳顶附着面小。质硬，断面层状，洁白。气微，味微咸。

大连湾牡蛎：呈类三角形，背腹缘呈八字形。右壳外面淡黄色，具疏松的同心鳞片，鳞片起伏成波浪状，内面白色。左壳同心鳞片坚厚，自壳顶部放射肋数个，明显，内面凹下呈盒状，铰合面小。

近江牡蛎：呈圆形、卵圆形或三角形等。右壳外面稍不平，有灰、紫、棕、黄等色，环生同心鳞片，幼体者鳞片薄而脆，多年生长后鳞片层层相叠，内面白色，边缘有的淡紫色。

性味归经：咸，微寒。归肝、胆、肾经。

功效主治：重镇安神，潜阳补阴，软坚散结。用于惊悸失眠，眩晕耳鸣，瘰疬痰核。癥瘕痞块。煅牡蛎收敛固涩，制酸止痛。用于自汗盗汗，遗精滑精，崩漏带下，胃痛吞酸。

用量用法用量：9～30克，煎服。宜打碎先煎。外用：适量。收敛固涩宜煅用，其他宜生用。

毫升，去滓。温服五毫升。得吐后，勿更服。

注意：忌海藻、菘菜。

《外台》柴胡去半夏加瓜蒌汤：治疟病发渴者，亦治劳疟[1]。

《外台》柴胡去半夏加瓜蒌汤：治疗因疟病而口渴的患者，也治劳疟。

【注释】

①劳疟：指久疟不愈，反复发作，以致气血虚弱之疟病。

◢ 柴胡去半夏加瓜蒌汤

柴胡去夏为伤阴，加入蒌根四两珍，

疟病邪因可灼液，蒌根润燥且生津。

处方：柴胡24克，人参、黄芩、甘草各9克，瓜蒌根12克，生姜6克，大枣12枚。

制法：上七味，切。

功能主治：主疟病发渴，亦治劳疟。

用法用量：以水1.2升，煮取600毫升，去滓，再煎取300毫升，每次温服100毫升，日三服。

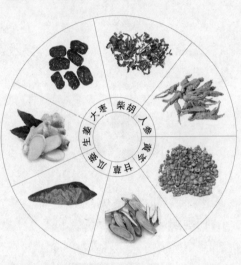

药材档案

柴胡

别名：地熏、茈胡、山菜、茹草、柴草。

来源：本品为伞形科植物柴胡（北柴胡）或狭叶柴胡（南柴胡）的干燥根。

性味归经：辛、苦，微寒。归肝、胆、肺经。

功能主治：疏散退热，疏肝解郁，升举阳气。用于感冒发热，寒热往来，胸胁胀痛，月经不调，子宫脱垂，脱肛。

用量用法用量：内服：3～10克，煎服。退热宜用生品，舒肝解郁用醋制品。

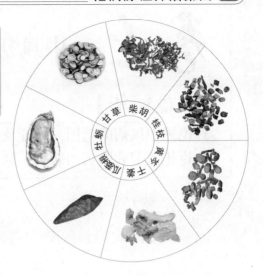

《外台》柴胡桂姜汤：治疟寒多。微有热，或但寒不热。（服一剂如神）

《外台》柴胡桂姜汤：治疟疾之寒多热少，或只出现恶寒不发热，服一剂即药效如神。

柴胡桂姜汤

柴胡桂枝干姜汤，瓜蒌芩草牡蛎囊，
小便不利胸胁痛，寒热心烦服之康。

处方：柴胡24克，桂枝、黄芩各9克，干姜3克，瓜蒌根12克，牡蛎（熬）、甘草（炙）各6克。

功能主治：和解散寒，生津敛阴。主伤寒少阳证，往来寒热，寒重热轻，胸胁满微结，小便不利，渴而不呕，但头汗出，心烦；牡疟寒多热少，或但寒不热。

用法用量：以水1.2升，煮取600毫升，去滓，再煎取300毫升，温服150毫升，日二服。初服微烦，复服汗出便愈。

备注：柴胡、黄芩和解少阳，桂枝、干姜温化寒邪，牡蛎散结，瓜蒌止渴，甘草调和诸药。

卷上

中风历节病脉证并治第五

（论一首 脉证三条 方十一首）

【本篇精华】

1. 论述中风病的起因、脉证及治疗方法；
2. 论述历节病的病因病机、脉证及治疗方法。

【原文】→【译文】

夫风之为病，当半身不遂①，或但臂不遂者，此为痹②。脉微而数，中风使然。

患中风病，表现为半身不能随意活动，如果出现一侧手臂不能随意活动的，属于痹证。脉象微而数的，属于中风病的脉象。

【注释】

①半身不遂：指一侧肢体不能随意活动。

②痹：指中风病机，经络血脉气血不通。

寸口脉浮而紧，紧则为寒，浮则为虚，寒虚相搏，邪在皮肤。浮者血虚，络脉空虚，贼邪不泻①，或左或右，邪气反缓，正气即急，正气引邪，喎僻不遂②。

邪在于络，肌肤不仁；邪在于经，即重不胜③；邪入于腑，即不识人；邪入于脏，舌即难言④，口吐涎。

寸口脉出现浮紧的脉象，紧脉表示为感受寒邪，浮脉表示为卫气不足的虚证，这是由于寒邪与虚损的正气相争，寒邪胜故留滞于肌肤。

浮脉是因为血虚，导致络脉空虚，以致外邪留滞不去，乘虚留于身体的左侧或右侧，受邪的一侧，由于络脉痹阻，因此松弛不用；而健康的一侧，则气血运行正常，因此反而显得比较紧张拘挛；由于健康的一侧牵引病邪，因此出现口眼向健康的一侧歪斜。

如果邪气侵犯络脉，导致肌肤失养，就会出现肌肤麻木不仁；如果邪气侵犯经脉，导致肢体失养，则会出现肢体沉重无力；如果邪气侵犯入腑，导致神明失养，就会出现神志不清；如果邪气侵犯入脏，由于阴脉皆连于舌本，脏气不能达于舌下，则会出现口流涎水，不能说话。

【注释】

①贼邪不泻：贼邪指伤人之邪气，如风邪、寒邪等。不泻是指邪气留于经络血脉，不能排出。

②僻不遂：指口眼歪斜，不能随意运动。

③重不胜：指肢体重滞，不易举动。

④舌即难言：谓舌强，语言不清。

侯氏黑散：治大风①，四肢烦重②，心中恶寒不足者。

侯氏黑散：治疗风邪侵犯人体，出现四肢沉重，虚寒的病证。

【注释】

①大风：古代证候名。

②烦重：烦，甚也。烦重，形容四肢极其沉重。

侯氏黑散

黑散辛苓归桂芎，参姜矾蛎各三同，菊宜四十术防十，桔八苓须五分通。

处方：菊花300克，白术、防风各75克，细辛、茯苓、牡蛎、人参、矾石、当归、干姜、川芎、桂枝各23克，桔梗60克，黄芩38克。

制法：上十四味，杵为散。

功能主治：清肝祛风，化痰通络。治大风，四肢烦重，心中恶寒不足者。

用法用量：每次3～9克，用酒调服，日一服。

注意：服药期间，禁一切鱼、肉、大蒜，常宜冷食。

备注：菊花秋生，得金水之精，能制火而平木，木平则风息，火降则热除，故以为君；防风、细辛以祛风；人参、白术以补气；黄芩以清肺热；当归、川芎以养血；茯苓通心气而行脾湿；桔梗以和膈气；姜、桂助阳分而达四肢；牡蛎、白矾，酸敛涩收，又能化顽痰。加酒服者，以行药势也。

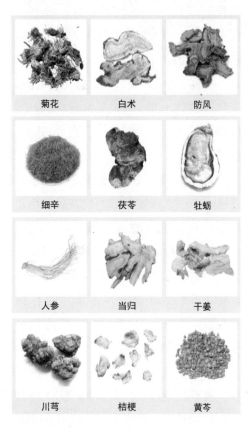

菊花　　白术　　防风

细辛　　茯苓　　牡蛎

人参　　当归　　干姜

川芎　　桔梗　　黄芩

药材档案

菊花

别名：菊华、金菊、真菊、日精、节花、九华、金蕊、药菊、甘菊。

来源：为菊科植物菊的干燥头状花序。

药材特征：

亳菊：呈倒圆锥形或圆筒形，有时稍压扁呈扇形，直径1.5～3厘米，离散。总苞碟状；总苞片3～4层，卵形或椭圆形，草质，黄绿色或褐绿色，外面被柔毛，边缘膜质。花托半球形，无托片或托毛。舌状花数层，雌性，位于外围，类白色，劲直，上举，纵向折缩，散生金黄色腺点；管状花多数，两性，位于中央，为舌状花所隐藏，黄色，顶端5齿裂。瘦果不发育，无冠毛。体轻，质柔润，干时松脆。气清香，味甘、微苦。

滁菊：呈不规则球形或扁球形，直径1.5～2.5厘米。舌状花类白色，不规则扭曲，内卷，边缘皱缩，有时可见淡褐色腺点；管状花大多隐藏。

贡菊：呈扁球形或不规则球形，直径1.5～2.5厘米。舌状花白色或类白色，斜升，上部反折，边缘稍内卷而皱缩，通常无腺点；管状花少，外露。

杭菊：呈碟形或扁球形，直径2.5～4厘米，常数个相连成片。舌状花类白色或黄色，平展或微折叠，彼此粘连，通常无腺点；管状花多数，外露。

性味归经：甘、苦，微寒。归肺、肝经。

功效主治：散风清热，平肝明目，清热解毒。用于风热感冒，头痛眩晕，目赤肿痛，眼目昏花，疮痈肿毒。

用量用法用量：5～10克，煎服。疏散风热宜用黄菊花，平肝、清肝明目宜用白菊花。

寸口脉迟而缓，迟则为寒，缓则为虚，荣缓则为亡血[1]，卫缓则为中风。邪气中经，则身痒而瘾疹[2]。心气不足[3]，邪气入中[4]，则胸满而短气。

如果寸口部出现迟缓的脉象，迟脉表示为寒，缓脉表示虚。营阴亏虚是由于失血过多，卫气亏虚则是由于风邪损伤所致。如果风寒邪气乘虚侵入经脉，就会出现全身痒而发为瘾疹；如果心气不足，又感受邪气，就会出现胸部胀满和短气。

【注释】

①亡血：此处指的是血虚。

②瘾疹：风疹类疾病，由邪气闭于肌表，故时发时止。

③心气不足：指胸中心肺正气不足。

④入中：指邪气内传，伤于脏腑。

风引[1]汤：除热瘫痫[2]。

风引汤方：治疗热性瘫痪和癫痫病。

【注释】

①风引：风痫掣引，俗称抽搐。

②瘫痫：瘫，即俗称的风瘫，指半身不遂。痫，指的是癫痫。

风引汤

四两大黄二牡甘，龙姜四两桂枝三，
寒滑赤石紫膏六，瘫痫诸风个里探。

处方： 大黄、干姜、龙骨各 56 克，桂枝 42 克，甘草、牡蛎各 28 克，寒水石、滑石、赤石脂、白石脂、紫石英、石膏各 84 克。

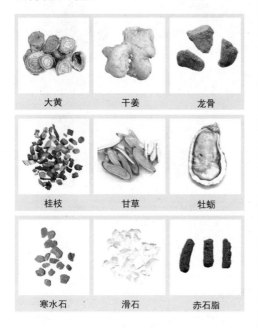

大黄	干姜	龙骨
桂枝	甘草	牡蛎
寒水石	滑石	赤石脂

制法： 上十二味，杵末粗筛，以韦囊盛之。

功能主治： 清热熄风，镇惊安神。主治癫痫、风瘫。突然仆卧倒地，筋脉拘急，两目上视，喉中痰鸣，神志不清，舌红苔黄腻，脉滑者。

用法用量： 每服 6～9 克，用井花水 300 毫升，煮三沸，温服 100 毫升。

药材档案

大黄

别名： 黄良、将军、肤如、川军、锦纹大黄。

来源： 木品为蓼科植物掌叶大黄、唐古特大黄或药用大黄的干燥根及根茎。

药材特征： 本品呈类圆柱形、圆锥形、卵圆形或不规则块状，长 3～17 厘米，直径 3～10 厘米。除尽外皮者表面黄棕色至红棕色，有的可见类白色网状纹理及星点（异型维管束）散在，残留的外皮棕褐色，多具绳孔及粗皱纹。质坚实，有的中心稍松软，断面淡红棕色或黄棕色，显颗粒性；根茎髓部宽广，有星点环列或散在；根木部发达，具放射状纹理，形成层环明显，无星点。气清香，味苦而微涩，嚼之粘牙，有沙粒感。

性味归经： 苦，寒。归脾、胃、大肠、肝、心包经。

功效主治： 泻下攻积，清热泻火，凉血解毒，逐瘀通经，利湿退黄。用于实热积滞便秘，血热吐衄，目赤咽肿，痈肿疔疮，肠痈腹痛，瘀血经闭，产后瘀阻，跌打损伤，湿热痢疾，黄疸尿赤，淋证，水肿；外治水火烫伤。酒大黄善清上焦血分热毒。用于目赤咽肿，齿龈肿痛。熟大黄泻下力缓，泻火解毒。用于火毒疮疡。大黄炭凉血化瘀止血。用于血热有瘀出血症。

用量用法用量： 3～15克，用于泻下不宜久煎。外用：适量，研末调敷患处。

防己地黄汤： 治病如狂状，妄行，独语不休，无寒热，其脉浮。

防己地黄汤方：治疗狂病，胡言乱语，喋喋不休，脉浮，但没有出现恶寒发热的病证。

〈防己地黄汤〉

妄行独语病如狂，一分己甘三桂防，
杯酒淋来取清汁，二斤蒸地绞和尝。

处方： 防己、甘草各7.5克，桂枝、防风各22.5克。

功能主治： 滋阴凉血，祛风通络。主治风入心经，阴虚血热，病如狂状，妄行，独语不休，无寒热，脉浮；或血虚风胜，手足蠕动，瘼疭，舌红少苔，脉虚神倦，阴虚风湿化热，肌肤红斑疼痛，状如游火。现用于风湿性关节炎、

类风湿性关节炎、瘛病、癫痫等证属阴虚热伏者。

用法用量： 上四味药，以酒200毫升，渍12小时，绞取汁；用生地黄1千克咬咀，蒸1小时，绞取汁；以铜器将上二种药汁和匀，分二次服。

备注： 方中重用生地黄滋补真阴，凉血养血为君；防己善搜经络风湿，兼可清热为臣；防风、桂枝调和营卫，解肌疏风为佐；甘草调补脾胃，和协诸药为使。配合成方，共奏滋阴凉血，祛风通络之功。

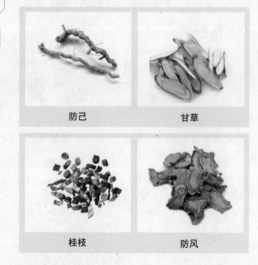

防己　　甘草

桂枝　　防风

药材档案

桂枝

别名： 柳桂、桂枝尖、嫩桂枝。

来源： 为樟科植物肉桂的嫩枝。

药材特征： 本品呈长圆柱形，多分枝，长30～75厘米，粗端直径0.3～1厘米。表面红棕色至棕色，有纵棱线、

细皱纹及小疙瘩状的叶痕、枝痕和芽痕，皮孔点状。质硬而脆，易折断。切片厚2～4毫米，断面皮部红棕色，木部黄白色至浅黄棕色，髓部略呈方形。有特异香气，味甜、微辛，皮部味较浓。

性味归经：辛、甘，温。归心、肺、膀胱经。

功效主治：发汗解肌，温通经脉，助阳化气，平冲降气。用于风寒感冒，脘腹冷痛，血寒经闭，关节痹痛，痰饮，水肿，心悸，奔豚。

用量用法用量：3～10克，煎服。

头风①摩②散方。

【注释】

①头风：指日久不愈，时发时止的头痛、头眩病证。

②摩：意即涂擦外敷。

头风摩散方

头之偏痛治何难，附子和盐等分磨，
躯壳外生需外治，马膏桑饮亦同科。

处方：大附子1枚（泡），盐各等分。

功能主治：散风寒，止疼痛。偏正头风，头痛无时，每遇风寒则痛甚，亦可用于风中经络之口眼㖞斜，脉弦。

用法用量：上药共为细末，加水少许，和匀敷患处，温熨尤佳。先用温水洗患处，即"沐了"；再用散药摩其患处。

备注：方中附子温肾阳，逐寒气，通经气，止疼痛。盐能走筋脉，通血脉，畅经气，散结气。

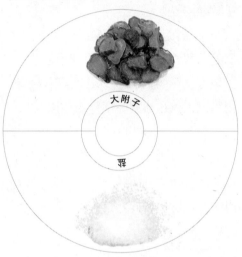

大附子
盐

寸口脉沉而弱，沉即主骨，弱即主筋，沉即为肾，弱即为肝。汗出入水中，如水伤心①，历节黄汗出，故曰历节。

如果寸口部出现沉而弱的脉象，沉脉主骨病，弱脉主筋病，故沉脉表示为肾病，弱脉表示为肝病。汗为心液，如果人体于出汗后浸入水中，汗与水湿相互搏击，不仅损伤心气，出现黄汗，汗湿还会流注于关节，引起关节肿痛，称为历节病。

【注释】

①如水伤心：心主血脉。如水伤心，指的是水湿伤及血脉。

跌阳脉①浮而滑，滑则谷气实，浮则汗自出。如果跌阳部出现浮滑的脉象，滑脉表示为胃肠中的谷气壅聚成实，浮脉表示为里热炽盛而出汗。

【注释】

①跌阳脉：在足背上五寸骨间动脉处，即冲阳穴。可候胃气变化。

少阴脉①浮而弱，弱则血不足，浮则为风，风血相搏，即疼痛如掣。

如果少阴部出现浮滑的脉象，弱脉表示为阴血虚少，浮脉表示为外感风邪，风邪与血虚搏结，导致经脉痹阻不通，因此出现关节牵制疼痛。

【注释】

①少阴脉：指手少阴神门脉，在掌后锐骨端陷中；足少阴太溪脉，在足内踝后五分陷中。

盛人①脉涩小，短气自汗出，历节疼，不可屈伸，此皆饮酒汗出当风所致。

如果肥胖者出现涩小的脉象，症状表现为呼吸气短，自汗，全身关节疼痛，屈伸不利，这是由于饮酒以后出汗，又感受风邪所致。

【注释】

①盛人：指的是外形肥胖的人。

诸肢节疼痛，身体魁羸①，脚肿如脱②，头眩短气，温温③欲吐，桂枝芍药知母汤主之。

全身每个关节疼痛，身体瘦弱，两脚肿胀而又麻木不仁，像是要与肢体完全脱离一样，头晕，呼吸气短，时时想要呕吐，应当服用桂枝芍药知母汤治疗。

【注释】

①魁羸：形容关节肿大。沈氏、尤氏、《金鉴》俱作"羸"，是指身体瘦弱。

②脚肿如脱：形容两脚肿胀，且又麻木不仁，似乎要和身体脱离一样。

③温温：作蕴蕴解，谓心中郁热烦闷不舒。

‹桂枝芍药知母汤方›

桂枝芍药知母汤，甘草生姜与麻黄，白术防风炮附子，寒热错杂此方良。

处方： 桂枝、知母、防风、麻黄各12克，芍药9克，甘草6克，生姜、白术各15克，附子10克（炮）。

功能主治： 治诸肢节疼痛，身体尪羸，脚肿如脱，头眩短气，温温欲吐者。

用法用量： 上九味，以水700毫升，煮取210毫升，每次温服70毫升，日三服。

备注： 桂枝、麻黄、防风，散湿于表；芍药、知母、甘草，除热于中；白术、附子，驱湿于下；而用生姜最多，以止呕降逆。为湿热外伤肢节，而复上冲心胃之治法也。

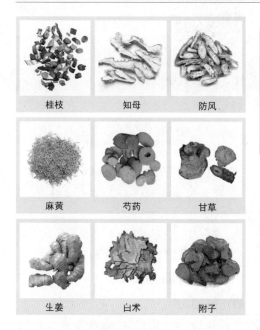

桂枝　知母　防风

麻黄　芍药　甘草

生姜　白术　附子

药材档案

白芍

别名： 白芍、杭芍、生白芍、大白芍、金芍药。

来源： 本品为毛茛科植物芍药的干燥根。

药材特征： 本品呈圆柱形，平直或稍弯曲，两端平截，长5～18厘米，直径1～2.5厘米。表面类白色或淡红棕色，光洁或有纵皱纹及细根痕，偶有残存的棕褐色外皮。质坚实，不易折断，断面较平坦，类白色或微带棕红色，形成层环明显，射线放射状。气微，味微苦、酸。

性味归经： 苦、酸，微寒。归肝、脾经。

功能主治： 养血调经，敛阴止汗，

柔肝止痛，平抑肝阳。用于血虚萎黄，月经不调，自汗盗汗，胸胁疼痛，泻痢腹痛，四肢挛痛，头痛眩晕，崩漏，带下。

用量用法用量： 内服：6～15克，大剂量可用至30克，煎服。

味酸则伤筋，筋伤则缓，名曰泄；咸则伤骨，骨伤则痿，名曰枯。枯泄相搏，名曰断泄。荣气不通，卫不独行，荣卫俱微，三焦无所御[1]，四属断绝[2]，身体羸瘦，独足肿大，黄汗出，胫冷。假令发热，便为历节也。

酸味食物容易伤筋，筋受伤则肌肉弛缓，称为泄；咸味食物容易伤骨，骨受伤则痿软无力，称为枯。筋缓与骨痿相合，称为断泄。

如果营气不通，则卫气不能运行；如果营卫都虚弱，三焦功能失职，不能输送精气，则四肢失养，身体瘦弱，唯独两脚肿大，出黄汗，小腿发凉，如果兼有发热，则属于历节病。

【注释】

①三焦无所御：御作"统驭""统治"解；指营卫之气不能灌通三焦，空虚也。

②四属断绝：身体四肢的气血营养得不到供给。

病历节，不可屈伸，疼痛，乌头汤主之。

患病节病，出现关节疼痛，不能随意屈伸的，应当服用乌头汤治疗。

乌头汤

历节痛来不屈伸，或加脚气痛未均，
芍芪麻草皆三两，五粒乌头蜜煮匀。

处方： 麻黄、芍药、黄芪、甘草各9克（炙），川乌6克（㕮咀，以蜜400毫升，煎取200毫升，即出乌头）

制法： 上五味，㕮咀四味。

功能主治： 治脚气疼痛，不可屈伸。

用法用量： 以水600毫升，煮取200毫升，去滓，纳蜜煎中，更煎之，服140毫升，不知，尽服之。

备注： 方中乌头逐寒除湿，通利关节，温达经气，温通血脉；黄芪益气固表，补益营卫；麻黄宣发营卫，通理气机，驱散风寒，通利关节；芍药养血补血，缓急止痛。甘草益气补中。

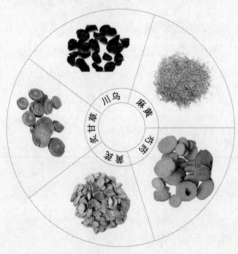

矾石汤：治脚气冲心①。
矾石汤方：治疗脚气上冲于心。

【注释】

①脚气冲心：是指脚气病而见心悸、气喘、呕吐诸症者。

矾石汤

脚气冲心矾石汤，煮须浆水浸之良，
湿收毒解兼除热，补却灵枢法外彰。

处方： 矾石2两。

功能主治： 脚气冲心。

用法用量： 以浆水1斗5升，煎3～5沸，浸脚。

备注： 方中矾石解毒杀虫，泻湿止痒，善解湿毒，虫蚀脚肿；浆水煎煮，以增清热解毒利湿止痒。

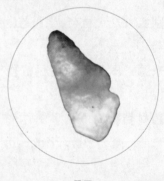

矾石

附方

《古今录验》①续命汤：治中风痱②，身体不能自收，口不能言，冒昧不知痛处，或拘急不得转侧。

《古今录验》续命汤治疗中风病，身体瘦弱不能随意活动，不能说话，迷迷糊糊，不知道疼痛的部位，或是肢体拘挛不能随意活动。

【注释】

①《古今录验》：书名。作者甄权，隋唐人。

②痹：病名，又称风痹、中风痹。以身体活动不能自如以及不知痛痒为主要症状。

③薄覆脊：以薄衣、被覆盖脊背。

《续命汤》

姜归参桂草膏麻，三两均匀切莫差，
四十杏仁芎两半，古今录验主风邪。

处方：麻黄、桂枝、人参、甘草、干姜、石膏、当归各90克，川芎45克，杏仁40枚。

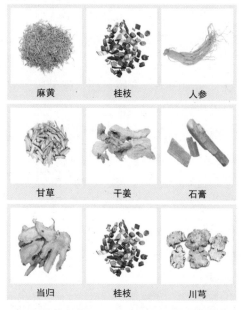

麻黄　桂枝　人参
甘草　干姜　石膏
当归　桂枝　川芎

功能主治：治中风痹，身体不能自收持，口不能言，冒昧不知痛处，或拘急不得转侧。

用法用量：上九味。以水一斗。煮取四升。温服一升。当小汗。薄覆脊。凭几坐。汗出则愈。不汗更服。

《千金》三黄汤：治中风手足拘急，百节疼痛，烦热心乱，恶寒，经日不欲饮食。

《千金方》三黄汤：治疗中风病，手脚拘挛，全身骨节疼痛，燥热心烦，怕冷，整日不想吃东西。

《三黄汤》

风乘火势乱心中，肢痛节拘络不通，
二分芪辛四分独，黄芩三分五麻攻。
二分黄加心热端，消除烦满积实单，
虚而气逆宜参补，牡蛎潜阳悸可安，
增入萎根能止渴，各加三分效堪观，
病前先有寒邪在，附子一枚仔细看。

处方：麻黄3.5克，黄芩2.2克，独活3克，黄芪、细辛各1.5克。

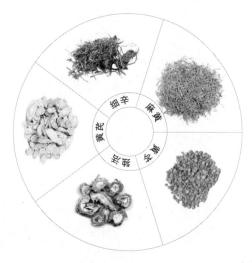

细辛　麻黄　独活　黄芩　黄芪

制法：上五味，㕮咀。

功能主治：治中风，手足拘挛，百节疼痛，烦热心乱，恶寒，经日不欲饮食。

用法用量：以水 500 毫升，煮取 200 毫升为两次服。一服小汗，再服大汗。

《近效方》术附子汤：治风虚头重眩，苦极，不知食味，暖肌补中，益精气。

《近效方》术附汤：治疗虚证而又感受风邪，出现头重，眩晕，痛苦至极，不知道食物的味道。本方具有暖肌肉，补中气，益精气的功效。

《 术附汤 》

一剂分服五钱匕，五片生姜一枣饵，
枚半附子镇风虚，二术一草君须记。

处方：白术 6 克，附子 10 克（炮，去皮），甘草 3 克（炙），生姜 4.5 克（切），大枣 6 枚。

功能主治：祛风除湿。风湿相搏，身体疼烦，不能自转侧，不呕不渴，脉浮虚而涩，大便坚，小便自利者。

用法用量：上五味，以水 1.2 升，煮取 400 毫升，去滓，分三次温服。一服觉身痹半日许，再服、三服都尽。其人如冒状，勿怪。

备注：方中附子壮阳气，散阴寒，通经气，利关节；白术益气健脾燥湿；生姜散寒除湿；大枣、甘草，益气和中，

既缓附子之烈性，又缓急止痛。

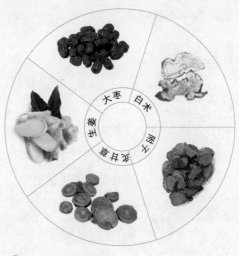

药材档案

大枣

别名：干枣、红枣、美枣、小枣。

来源：为鼠李科植物枣的成熟果实。

药材特征：本品呈椭圆形或球形，长 2～3.5 厘米，直径 1.5～2.5 厘米。表面暗红色，略带光泽。有不规则皱纹。基部凹陷，有短果梗。外果皮薄，中果皮棕黄色或淡褐色，肉质，柔软，富糖性而油润。果核纺锤形，两端锐尖，质坚硬。气微香，味甜。

性味归经：甘，温。归脾、胃、心经。

功效主治：补中益气，养血安神。用于脾虚食少，乏力便溏，妇人脏躁。

用量用法用量：6～15 克，劈破煎服。

崔氏八味丸：治脚气上入，少腹不仁。

崔氏八味丸：治疗脚气病，邪气上逆于腹部，小腹不舒适。

《崔氏八味丸》

《金匮》肾气治肾虚，地黄怀药及山萸，
丹皮苓泽加附桂，引火归原热下趋。

处方： 干地黄 128 克，薯蓣、山茱萸各 64 克，茯苓、泽泻、丹皮各 48 克，桂枝、附子（炮）各 16 克。

制法： 上八味，为末，炼蜜和丸，如梧桐子大。

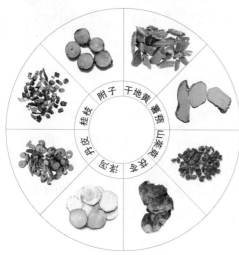

功能主治： 温补肾气。治肾气不足，腰酸脚软，肢体畏寒，少腹拘急，小便不利或频数，舌质淡胖，尺脉沉细；及痰饮喘咳，水肿脚气，消渴，久泄。现用于糖尿病、甲状腺功能低下、慢性肾炎、肾上腺皮质功能减退及支气管哮喘等属于肾气不足者。

用法用量： 每服 15 丸，用酒送下，加至 20 丸，一日三次。

注意： 如有咽干、口燥、舌红、少苔等肾阴不足，肾火上炎症状者不宜用。

备注： 方中地黄、山茱萸补益肾阴而摄精气；山药、茯苓健脾渗湿，泽泻泄肾中水邪；牡丹皮清肝胆相火；桂枝、附子温补命门真火。诸药合用，共成温补肾气之效。

药材档案

茯苓

别名： 茯菟、茯灵、茯蕶、云苓、茯兔、伏苓、伏菟、松腴。

来源： 为多孔菌科真菌茯苓的菌核。多寄生长于松科植物赤松或马尾松等的树根上。

药材特征：

茯苓个：呈类球形、椭圆形、扁圆形或不规则团块，大小不一。外皮薄而粗糙，棕褐色至黑褐色，有明显的皱缩纹理。体重，质坚实，断面颗粒性，有的具裂隙，外层淡棕色，内部白色，少数淡红色，有的中间抱有松根。气微，味淡。嚼之粘牙。

茯苓皮：为削下的茯苓外皮，形状大小不一。外面棕褐色至黑褐色，内面白色或淡棕色。质较松软，略具弹性。

茯苓块：为去皮后切制的茯苓，

呈块片状，大小不一。白色、淡红色或淡棕色。

性味归经：甘、淡，平。归心、肺、脾、肾经。

功能主治：利水渗湿，健脾，安神。用于水肿尿少，痰饮眩悸，脾虚食少，便溏泄泻，心神不安，惊悸失眠。

用量用法用量：内服：10～15克，煎服。

《千金方》越婢加术汤：治肉极[1]，热则身体津脱，腠理开，汗大泄，厉风气[2]，下焦脚弱。

《千金方》越婢加术汤：治疗肌肉严重消瘦，邪热炽盛导致津液枯竭，腠理大开，汗大出，怕风，腿脚无力。

【注释】

①肉极：病名，指四肢肌肉消瘦，疲困乏力。

②厉风气：古病名，不同于疠风。

《越婢加术汤》

金匮要略越婢汤，麻黄石甘与枣姜，
发汗解表与利水，善治身肿风水伤。

处方：麻黄、白术各12克，石膏25克，生姜9克，甘草6克，大枣15枚。

功能主治：疏风泄热，发汗利水。

治皮水，一身面目悉肿，发热恶风，小便不利，苔白，脉沉者。（水肿）

用法用量：上药六味，以水1.2升，先煮麻黄，去上沫，纳诸药，煮取600毫升，分三次温服。

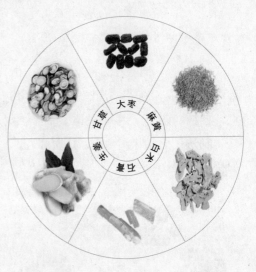

大枣　麻黄
甘草　　　白术
　生姜　　石膏

加减：若阳虚明显者，加附子，以温阳固表；若眼睑水肿者，加桂枝、茯苓，以化气行水；若小便不利者，加滑石、车前子、瞿麦，以利水通小便；若气虚者，加黄芪、苍术，以补气燥湿化水等。

备注：方中麻黄发越脾胃郁阳而行水气；石膏清透脾胃阳郁之热；白术健脾燥湿以运化水湿，杜绝水湿变生之源；生姜宣散，调理脾胃气机，发越郁阳而降逆；大枣、甘草，补中益气，和中补脾，并能调和诸药。

【本篇精华】

1. 论述血痹症的病理表现及治疗方法；
2. 论述虚劳病的病理表现及治疗方法。

【原文】→【译文】

问曰：血痹病从何得之？师曰：夫尊荣人①，骨弱肌肤盛，重因疲劳汗出，卧不时动摇，加被微风，遂得之。但以脉自微涩，在寸口、关上小紧，宜针引阳气，令脉和紧去则愈。

问：血痹病是如何患上的？

老师回答：平日养尊处优、好逸恶劳的人，虽然肌肉很丰满，但筋骨脆弱，肌表腠理疏松，稍微劳动，就感到疲劳、出汗，睡眠时很难入眠，不时翻动身体，又因遭受风邪侵袭，因此形成血痹病。

如果寸口部出现微涩的脉象，关部出现小而紧的脉象，可以用针刺法引导阳气，使脉象平和而不紧，病情就会好转。

【注释】

①尊荣人：好逸恶劳，养尊处优的人。

血痹阴阳俱微①，寸口关上微，尺中小紧，外证身体不仁②，如风痹③状，黄芪桂枝五物汤主之。

患血痹病，导致阴阳气血亏损不足，寸口部与关部出现微脉，尺部出现小紧的脉象，症状表现为身体麻木不仁，像风痹病一样，应当服用黄芪桂枝五物汤治疗。

【注释】

①阴阳俱微：共有两层含义，既代表脉象，指寸、关部浮取、沉取脉皆微，也表示病机，指营卫气血俱虚。

②身体不仁：局部肌肉麻木。

③风痹：以肌肉麻木和疼痛为主

要症状的疾病。丹波元简谓："风痹乃顽麻疼痛兼有。"

黄芪桂枝五物汤

黄芪桂枝五物汤，芍药大枣与生姜，
益气温经和营卫，血痹风痹功效良。

处方： 黄芪、桂枝、芍药各9克，生姜18克，大枣4枚。

功能主治： 益气温经，和血通痹。血痹。肌肤麻木不仁，脉微涩而紧。

用法用量： 上药，以水六升，煮取二升，温服七合，日三服。

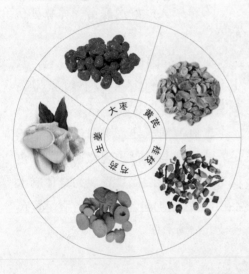

加减： 若汗出者，加牡蛎、五味子，以敛阴止汗；若眩晕者，加当归、阿胶，以补血养血；若风寒侵袭者，加荆芥、防风，以疏散风寒；若肌肤麻木不仁者，加通草、人参，以益气通脉；若夹瘀疼痛者，加桃仁、红花、川芎，以活血化瘀等。

备注： 方中黄芪为君，甘温益气，补在表之卫气。桂枝散风寒而温经通痹，与黄芪配伍，益气温阳，和血通经。桂枝得黄芪益气而振奋卫阳；黄芪得桂枝，固表而不致留邪。芍药养血和营而通血痹，与桂枝合用，调营卫而和表里，两药为臣。生姜辛温，疏散风邪，以助桂枝之力；大枣甘温，养血益气，以资黄芪、芍药之功；与生姜为伍，又能和营卫，调诸药，以为佐使。

夫男子平人[1]，脉大为劳，极虚亦为劳。

男子看似没有什么明显的病证，却出现大而无力的脉象，属于虚劳病；如果出现极虚的脉象，也属于虚劳病。

【注释】

①平人：这里是指从外形看来，好像无病，其实是内脏气血已经虚损。也即《难经》所说的"脉病形不病"者。

男子面色薄[1]者，主渴及亡血，卒喘悸[2]，脉浮者，里虚也。

男子面色苍白，表示为口渴和失血证；如果突然出现气喘，心悸，脉象浮大无力，表示为里虚。

【注释】

①面色薄：指面色淡白而无华。

②卒喘悸："卒"同"猝"。卒喘悸，指患者稍一动作，突然气喘、心悸。

男子脉虚沉弦[1]，无寒热，短气里急，小便不利，面色白，时目瞑，兼衄，少腹满，此为劳使之然。

男子出现虚弱而沉弦的脉象，虽未出现恶寒发热，但有呼吸急促，少腹拘急，小便不利，面色发白，经常两眼昏花，鼻出血，少腹胀满等症状，这是由于虚劳病所引起的。

【注释】

①沉弦：沉取带弦而无力的脉象。

劳之为病，其脉浮大，手足烦，春夏剧，秋冬瘥，阴寒①精自出，酸削②不能行。

虚劳病的症状为：脉象浮大无力，手足烦热，春夏更为严重，秋冬时减轻，体内虚寒，精关不固而精液自出，两腿酸痛痿弱而不能行走。

【注释】

①阴寒：阴指前阴。阴寒即前阴寒冷。

②酸削：指两腿酸痛消瘦。

男子脉浮弱而涩，为无子①，精气清冷。

如果男子出现浮弱而涩的脉象，表示元气不足，精少清冷。

【注释】

①无子：不育证。

夫失精家①，少腹弦急，阴头寒，目眩，发落，脉极虚芤迟，为清谷，亡血失精。脉得诸芤动微紧，男子失精，女子梦交②，桂枝龙骨牡蛎汤主之。

精液不足的患者，通常小腹部拘急，阴茎龟头寒凉，眩晕，头发脱落，脉象虚弱而芤迟，通常兼有下利清谷、亡血、失精的症状；如果出现芤动而微紧的脉象，是男子则患遗精，是女子则患梦交，应当服用桂枝加龙骨牡蛎汤治疗。

【注释】

①失精家：指经常梦遗、滑精之人。

②梦交：夜梦性交。

桂枝加龙骨牡蛎汤

男子失精女梦交，坎离救治在中爻，桂枝汤内加龙牡，三两相匀要细敲。

处方：桂枝、芍药、生姜、龙骨、牡蛎各9克，甘草6克，大枣12枚。

功能主治：平补阴阳，潜镇固摄。治虚劳阴阳两虚，夜梦遗精，少腹弦急，阴头寒，目眩发落，脉象极虚芤迟，或芤动微紧；亦治下焦虚寒，少腹拘急，脐下动悸之遗尿证。

用法用量：上七味，以水700毫升，煮取300毫升，分三次温服。

加减：若气虚明显者，加人参、黄芪、以益气补虚；若血虚明显者，加当归、熟地，以滋补阴血；若肾虚者，加何首乌、补骨脂、以滋补肾精；若遗精明显者，加山萸肉、金樱子，以收敛固涩等。

备注：阴阳失调引起的虚劳少腹

弦急，阴部寒冷，男子失精，女子梦交，或心悸等等证，治宜调和阴阳，潜镇摄纳。方中桂枝汤调和营卫，加龙骨、牡蛎潜镇摄纳，使阳能固摄，阴能内守，而达阴平阳秘，精不外泄之功。桂枝汤加入龙骨、牡蛎后，不仅仍具有温阳散寒，解肌发表，调和营卫之功，还能重镇安神，收敛固涩之功。

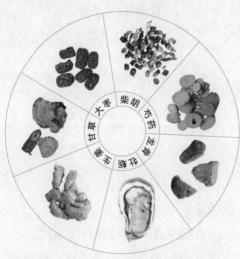

男子平人，脉虚弱细微者，善盗汗①也。

男子看似没有什么明显的病证，但却出现虚弱而细微的脉象，经常在入睡时盗汗。

【注释】

①盗汗：寐则汗出，醒则自止，谓盗汗。

人年五六十，其病脉大者，痹侠背行①，苦肠鸣，马刀侠瘿②者，皆为劳得之。

人到了五六十岁时，如果出现大而按之无力的脉象，脊背麻木不仁，腹中肠鸣，腋下或颈部生瘿痈的，大多是由于虚劳所致。

【注释】

①痹侠背行：指脊柱两旁有麻木感。

②马刀侠瘿：结核生于腋下名马刀，生于颈旁名侠瘿，二者常相联系，或称为瘰疬。

脉沉小迟，名脱气①，其人疾行则喘喝，手足逆寒，腹满，甚则溏泄，食不消化也。

如果出现沉而小迟的脉象，称为脱气。患者快步行走时就会气喘，兼有手足逆冷，腹部胀满，严重时甚至大便稀溏，饮食不能消化。

【注释】

①脱气：在这里是指病机，即指阳气虚衰。

脉弦而大，弦则为减，大则为芤，减则为寒，芤则为虚，虚寒相搏，此名为革。妇人则半产漏下①，男子则亡血失精。

如果出现弦而兼大的脉象，弦脉重按时则衰减，大脉中空有如芤脉一般，弦脉主寒证，芤脉主虚证，弦、芤两脉相合，称为革脉。在妇人主患小产或漏下，在男子则主患亡血或遗精。

【注释】

①漏下：非月经期间下血，淋漓不断。

虚劳里急①，悸，衄，腹中痛，梦失精，四肢酸疼，手足烦热，咽干口燥，小建中汤主之。

《千金》疗男女因积冷气滞，或大病后不复常，若四肢沉重，骨肉酸疼，吸吸少气，行动喘乏。胸满气急，腰背强痛，心中虚悸，咽干唇燥，面体少色，或饮食无味，胁肋腹胀，头痛不举，多卧少起，甚者积年，轻者百日，减至瘦弱，五脏气竭，则难可复常，六脉俱不足，虚寒乏气，少腹拘急，邪入百病，名曰黄芪建中汤，又有人参二两。

患虚劳病，出现小腹拘急，心悸，鼻出血，腹部疼痛，梦遗失精，四肢疼痛，手足心烦热，咽干口燥，应当服用小建中汤治疗。

患虚劳病，出现小腹拘急，心悸，鼻出血，腹部疼痛，梦遗失精，四肢疼痛，手足心烦热，咽干口燥，应当服用小建中汤治疗。

《千金》治疗男女因积冷气滞；或大病后没有康复，出现四肢沉重，骨肉疼痛，呼吸少气，稍微活动则喘促乏力，胸胁满闷，腰背部疼痛，心中悸动不安，咽干唇燥，面色无华，肌肤粗糙；或是饮食无味，胁肋胀满，头晕沉重，嗜睡，病情严重的必然已经久病多年，病情较轻的则拖延百日，因此导致身体逐渐消瘦，五脏衰弱而难以恢复正常，六脉的脉象都虚弱不足，畏寒乏力，少腹拘急不舒，百病丛生，应当服用黄芪建中汤治疗，再加入人参2两。

【注释】

①里急：指腹部有挛急感，按之不硬。

◆小建中汤方◆

小建中汤君饴糖，方含桂枝加芍汤，温中补虚和缓急，虚劳里急腹痛康。

处方：桂枝（去皮）、生姜（切）各9克，甘草6克（炙），大枣12枚（擘），芍药18克，饴糖30克。

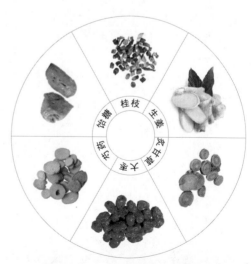

功能主治：温中补虚，和里缓急。

治虚劳里急，腹中时痛，喜得温按，按之则痛减，舌淡苔白，或心中悸动，虚烦不宁，面色无华，或四肢酸疼，手足烦热，咽干口燥。现用于胃及十二指肠球部溃疡、神经衰弱、慢性肝炎等见有上述症状者。

用法用量：上药六味，以水 700 毫升，煮取 300 毫升，去滓，加入饴糖，更上微火烊化，分二次温服。

注意：呕家、吐蛔、中满者均忌用。

备注：本方为桂枝汤倍芍药加饴糖组成。方中重用饴糖温中补虚，和里缓急；桂枝温阳散寒；芍药和营益阴；炙甘草调中益气。诸药合用，共奏温养中气，平补阴阳，调和营卫之功。

虚劳里急，诸不足①，黄芪建中汤主之。

患虚劳病，出现少腹拘急，阴阳气血俱不足，应当服用黄芪建中汤治疗。

【注释】

①不足：指虚证。

虚劳腰痛，少腹拘急，小便不利①者，八味肾气丸主之。

患虚劳病，出现腰痛，少腹拘挛，小便不利的，应当服用八味肾气丸治疗。

【注释】

①小便不利：小便失调。

虚劳诸不足，风气①百疾，薯蓣丸主之。

患虚劳病，出现阴阳气血不足，如因感受风邪而引起各种病证，应当服用薯蓣丸治疗。

【注释】

①风气：泛指外邪。

《薯蓣丸方》

薯蓣丸归桂曲地，草参芎芍术麦仁，柴桔苓胶姜蔹防，大枣百枚豆黄卷。

处方：薯蓣 90 克，当归、桂枝、曲神干地黄、豆黄卷各 30 克，甘草 84 克，人参 21 克，川芎、芍药、白术、麦门冬、杏仁各 18 克，柴胡、桔梗、茯苓各 15 克，阿胶 21 克，干姜 9 克，白蔹 6 克，防风 18 克，大枣 100 枚（为膏）。

制法：上药二十一味，研末，炼蜜和丸，如弹子大。

功能主治：补气养血，疏风散邪。治虚劳气血俱虚，阴阳失调，外兼风邪，头晕目花，消瘦乏力，心悸气短，不思饮食，骨节酸痛，微有寒热。

用法用量：每次 1 丸，空腹时用酒送下。

加减：若气虚较重，可加重四君子汤药量；血虚较重，则重用干地黄、芍药、当归、阿胶、大枣。又如阳虚明显，可加重干姜用量，减小麦冬、干地黄等用量，或可加附子温振阳气；

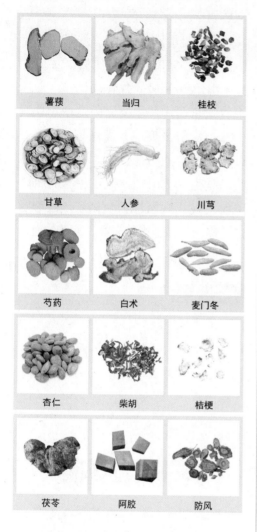

薯蓣　　当归　　桂枝

甘草　　人参　　川芎

芍药　　白术　　麦门冬

杏仁　　柴胡　　桔梗

茯苓　　阿胶　　防风

以阴虚显著，可重用麦冬、阿胶。

　　备注：中重用山药（薯蓣）健脾益气，化阴助阳；人参大补元气，安神定志；白术健脾益气，燥湿和中；茯苓健脾益气，渗利湿浊；干地黄滋补阴血，兼清虚热；当归养血生新，活血化瘀；白芍补血敛阴，益脾通络；川芎走上达下，行血理气；阿胶补血

化阴；干姜温阳散寒；麦冬滋阴清热；杏仁肃降肺气；桂枝、防风，解肌散邪，调和营卫；白蔹清热解毒；桔梗清宣肺气；豆黄卷清热解表，并利湿邪；柴胡调理气机；曲（神曲）健脾和胃消食；大枣、甘草，补益中气，并调和诸药。

药 材 档 案

麦冬

　　别名：玉银、麦门冬、沿阶草。

　　来源：本品为百合科植物麦冬的干燥块根。

　　药材特征：本品呈纺锤形，两端略尖，长1.5～3厘米，直径0.3～0.6厘米。表面黄白色或淡黄色，有细纵纹。质柔韧，断面黄白色，半透明，中柱细小。气微香，味甘、微苦。

　　性味归经：甘、微苦，微寒。归心、肺、胃经。

　　功能主治：养阴生津，润肺清心。用于肺燥干咳，阴虚痨嗽，喉痹咽痛，津伤口渴，内热消渴，心烦失眠，肠燥便秘。

　　用量用法用量：内服：6～12克，煎服。

　　患虚劳病，出现虚热烦躁，不能入眠的，应当服用酸枣仁汤治疗。

　　患虚劳病，出现虚热烦躁，不能入眠的，应当服用酸枣仁汤治疗。

酸枣仁汤方

酸枣二升先煮汤，茯知二两佐之良，
芎甘各一相调剂，服后安然足睡乡。

处方：酸枣仁（炒）15克，甘草、川芎各3克，知母、茯苓各6克。

功能主治：养血安神，清热除烦
肝血不足，虚热内扰证。虚烦失眠，
心悸不安，头目眩晕，咽干口燥，舌红，
脉弦细。

用法用量：上五味，以水八升，
煮酸枣仁得六升，内诸药，煮取三升，
分温三服。现代用法：水煎，分3次温服。

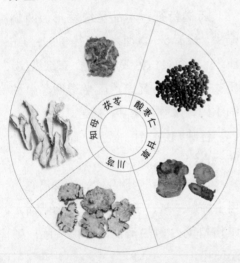

加减：血虚甚而头目眩晕重者，
加当归；白芍、枸杞子增强养血补肝
之功；虚火重而咽干口燥甚者，加麦
冬、生地黄以养阴清热；若寐而易惊，
加龙齿、珍珠母镇惊安神；兼见盗汗，
加五味子、牡蛎安神敛汗。

五劳虚极羸瘦[1]，腹满不能饮食，
食伤、忧伤、饮伤、房室伤、饥伤、劳伤、
经络营卫气伤，内有干血[2]，肌肤甲错[3]，
两目黯黑[4]。缓中补虚，大黄蟅虫丸主之。

由于五劳而导致体弱消瘦，腹胀
不能吃东西，其主要原因是由于饮食
失节、忧伤过度、饮酒过量、房事、
饥饿、过度疲劳等因素，造成经络、
营卫气血受到邪气损伤，淤血停滞，
因而出现皮肤粗糙如鱼鳞状，眼圈黯
黑等症状。必须缓消瘀血，补益气血，
应当服用大黄蟅虫丸治疗。

【注释】

①羸瘦：羸弱消瘦。

②干血：瘀血。

③肌肤甲错：形容皮肤粗糙干枯，
如鳞甲状。

④两目黯黑：指两眼白珠呈青黯色。

大黄蟅虫丸

大黄蟅虫芩芍桃，地黄杏草漆蛴螬，
虻虫水蛭和丸服，去瘀生新功独超。

处方：大黄75克（蒸），黄芩
60克，甘草90克，桃仁、杏仁、虻
虫、蛴螬各200克，芍药120克，干
地黄300克，干漆30克，水蛭100枚，
蟅虫100克。

制法：上十二味，研末，炼蜜和丸，
如小豆大。

功能主治：破瘀消症。主虚劳内有干血，形体羸瘦，腹满不能饮食，肌肤甲错，两目黯黑；亦治妇女经闭，腹中有块，或胁下症瘕刺痛。

用法用量：用酒送下5丸，一日三次。

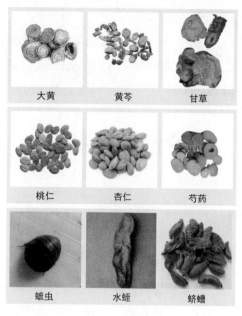

大黄	黄芩	甘草
桃仁	杏仁	芍药
蟅虫	水蛭	蛴螬

药材档案

黄芩

别名：山茶根、黄芩茶、土金茶根。

来源：本品为唇形科多年生草本植物黄芩的根。

性味归经：苦，寒。归肺、胃、胆、大肠、小肠经。

功能主治：清热燥湿，泻火解毒，安胎，止血。用于湿温、暑湿、胸闷呕恶，湿热痞满，泻痢，黄疸，肺热咳嗽，高热烦渴，血热吐衄，痈肿疮毒，胎动不安。

用量用法用量：内服：3～10克，煎服。清热多生用，安胎多炒用，止血多炒炭用，清上焦热多酒炒用。子芩偏泻大肠火，清下焦湿热；枯芩偏泻肺火，清上焦热。

■ 附方

《千金翼》炙甘草汤（一云复脉汤）治虚劳不足，汗出而闷，脉结悸，行动如常，不出百日，危急者十一日死。

《千金翼》炙甘草汤治疗虚劳病，出现气血阴阳俱不足，汗出而胸闷，脉结心悸，虽然行动正常，但却活不过100天，病情严重的，在11天即会死亡。

《 炙甘草汤 》

炙甘草汤参姜归，麦冬生地大麻仁，
大枣阿胶加酒服，虚劳肺痿效如神。
炙甘草汤参桂姜，麦地胶枣麻仁襄，
心动悸兮脉结代，虚劳肺痿俱可尝。

处方：甘草12克（炙），生姜（切）、桂枝（去皮）各9克，人参、阿胶各6克，生地黄30克，麦门冬（去心）、麻仁各10克，大枣30枚（擘）。

功能主治：益气养血，滋阴复脉。治气虚血弱，虚羸少气，心悸心慌，虚烦失眠，大便干结，舌质淡红少苔，脉结代；虚劳肺痿，久咳不止，涎唾甚多，咽燥而渴，痰中有血，心悸、心烦，少气，失眠，自汗盗汗，脉虚数。

用法用量：上药九味，以清酒10毫升，加水800毫升，先煮八味，取300毫升，去滓，内阿胶烊消尽，温服100毫升，一日三次。

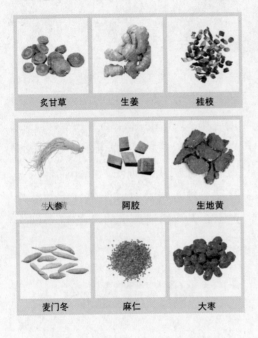

炙甘草　　生姜　　桂枝

人参　　阿胶　　生地黄

麦门冬　　麻仁　　大枣

备注：方中重用炙甘草甘温益气，通经脉，利血气，缓急养心为君；人参、大枣益气补脾养心，生地、麦冬、麻仁、阿胶，滋阴养血为臣；桂枝、生姜、清酒温阳通脉为佐。诸药合用，温而不燥，滋而不腻，共奏益气养血，滋阴复脉之功。

《肘后》獭肝散治冷劳，又主鬼疰应一门相染。

《肘后》獭肝散治妇女虚劳病之属于阴寒证者，还能驱阴邪而镇肝魂。

獭肝散

獭肝变化少人知，一月能生一叶奇，鬼注冷劳宜此物，传尸虫蛊是专司。

处方：獭肝1具（阴干）。

功能主治：尸注，鬼注。冷劳。

用法用量：每服1.5克，水送下，日3次。一具未愈，更作。

图解金匮要略
肺痿肺痈咳嗽上气病脉证治第七
（论三首 脉证四条 方十六首）

【本篇精华】

1. 论述肺痿病的病理表现及治疗方法；
2. 论述肺痈病的病理表现及治疗方法；
3. 论述咳嗽上气的病理表现及治疗方法。

【原文】→【译文】

问曰：热在上焦者，因咳为肺痿。肺痿之病何从得之？师曰：或从汗出，或从呕吐，或从消渴，小便利数，或从便难，又被快药①下利，重亡津液，故得之。

曰：寸口脉数，其人咳，口中反有浊唾涎沫②者何？师曰：为肺痿之病。若口中辟辟燥，咳即胸中隐隐痛，脉反滑数，此为肺痈，咳唾脓血。

脉数虚者为肺痿，数实者为肺痈。

问：当热邪壅积于上焦胸肺时，会引起咳嗽，如果日久不愈则会形成肺痿病，肺痿病是如何患得的呢？

老师回答：或是因为发汗过度，或是因为频频呕吐，或是从消渴病传变而来，或是因为大便艰难，服用泻下药导致腹泻太过，这些因素都会导致津液严重耗损，阴虚则生内热，邪热灼伤肺叶，因此形成肺痿病。

问：如果寸口部出现数脉，患者应当干咳无痰。如今患者反而咳吐脓痰或涎沫，这是什么原因呢？

老师回答：这是肺痿病。如果口中干燥，咳嗽时兼有胸部隐隐作痛，脉象反而滑数的，这是肺痈病。患肺痈病，则咳嗽时应当吐脓血。

总之，脉象数而虚的表示为肺痿；脉象数而实的表示为肺痈。

【注释】

①快药：指作用峻猛的攻下药。

②浊唾涎沫：浊唾指稠痰，涎沫指稀痰。

问曰：病咳逆，脉之①，何以知此为肺痈？当有脓血，吐之则死，其脉何类？师曰：寸口脉微②而数，微则为风③，数则为热；微则汗出，数则恶寒。风中于卫，呼气不入；热过于营④，吸而不出。风伤皮毛，热伤血脉。风舍⑤于肺，其人则咳，口干喘满，咽燥不渴，时唾浊沫⑥，时时振寒⑦。热之所过，血为之凝滞，畜结痈脓，吐如米粥。始萌⑧可救，脓成则死。

问：患者患咳嗽、气喘上逆，诊脉时如何确定这就是肺痈病呢？如果是肺痈病，病情发展到吐脓血时，患者通常就会死，此时又是怎样的脉象呢？

老师回答：寸口部出现微数的脉象，微脉表示感受风邪，数脉表示体内有热；因此，出现微脉则容易汗出，出现数脉则容易怕寒。

当风邪侵犯人体卫气时，邪气会随着呼气排出体外而不入内；当热邪侵犯营血时，邪气就会随着吸气深入到体内而不易排出；风邪容易损伤皮毛，热邪容易损伤血脉；当风邪滞留于肺部时，就会出现咳嗽，口干舌燥，气喘，胸中满闷，咽喉干燥而不渴，多咳吐稠痰或泡沫痰，经常出现寒战。

当热邪侵犯营血时，容易引起血液凝滞，以致热邪与血液壅聚形成为脓，吐出脓痰像米粥一般。初病时仍然可以治疗，如果等到痈脓已经形成，就很难治疗。

①脉之："脉"作动词，"脉之"即诊脉。

②微：作"浮"字理解。《金鉴》曰：脉微之三"微"字。

③风：感受风邪。

④过：作"至"字或"入"字解，下面的"过"字皆同。

⑤舍：作"留"字解。

⑥浊沫：浊唾涎沫。

⑦振寒：寒战。

⑧始萌：病的开始阶段。

上气①，面浮肿，肩息②，其脉浮大，不治。又加利尤甚。

患气喘病，症状表现为：面目浮肿，呼吸困难，甚至必须抬肩呼吸，如果出现浮大的脉象，属于不治之症；如果又兼有泄泻不止的，表示病情更加危笃。

【注释】

①上气：既指病机气机上逆，又指症状气急、喘逆。《周礼》郑玄注："逆喘也。"

②肩息：指气喘时抬肩呼吸，是呼吸极端困难的表现。

上气喘而躁者，属肺胀①，欲作风水②，发汗则愈。

如果出现气上逆而喘息，烦躁不安的，属于肺胀病；如果出现风水浮肿等症状，就应当用发汗法治疗，使病情痊愈。

【注释】

①肺胀：邪气闭壅于肺，肺失宣肃，气机不利而上逆，喘咳满胀，是为肺胀。

②风水：病名。以面目浮肿、身重、汗出、恶风、脉浮为主证。肺胀不能通调水道，下输膀胱，使水气泛于皮肤，就会造成风水。

> 肺痿吐涎沫而不咳者，其人不渴，必遗尿，小便数。所以然者，以上虚不能制下故也。此为肺中冷，必眩，多涎唾，甘草干姜汤以温之。若服汤已渴者，属消渴。

患肺痿病，只出现吐涎沫但不咳嗽，口又不渴的，必定兼有遗尿、小便频数的症状。其主要是因为上焦虚寒，不能制约下焦膀胱的缘故。

属于肺虚寒证，必定会出现眩晕、频吐涎唾，应当服用甘草干姜汤来温肺。如果服药后出现口渴的，属于消渴病。

《甘草干姜汤方》

二两干姜两炙甘，姜须炮透旨须探，肺中津涸方成痿，气到津回得指南。

处方： 甘草（炙）12克，干姜（炮）6克。

功能主治： 复阳气。脾胃阳虚，手足不温，口不渴，烦躁吐逆；老

年虚弱尿频，下半身常冷，咳唾痰稀，眩晕短气，脉沉无力；现用于胃脘痛、吐酸、肠鸣腹泄、胸背彻痛、眩晕、喘咳，经期腹痛属寒证者；伤寒脉浮，自汗出，小便数，心烦，微恶寒，脚挛急，反与桂枝，欲攻其表，此误也，得之便厥，咽中干，烦躁吐逆者；肺痿，吐涎沫而不咳者，其人不渴，必遗尿，小便数。

用法用量： 以水3升，煮取1升5合。去滓，分温再服。

注意： 忌海藻、菘菜。

加减： 若胃寒明显者，加附子、肉桂，以温暖阳气；若呕吐者，加半夏、陈皮，以降逆止呕；若大便溏者，加扁豆、莲子肉，以健脾止泻等。

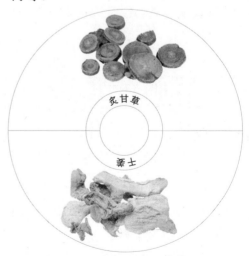

炙甘草

姜士

备注： 《伤寒今释》：干姜与附子，俱为纯阳大热之药，俱能

振起机能之衰减。惟附子之效，偏于全身；干姜之效，限于局部。其主效在温运消化器官，而兼于肺，故肺寒、胃寒、肠寒者，用干姜；心脏衰弱，细胞之生活力减退者，用附子。吉益氏《药徵》谓附子逐水，干姜主结滞水毒。盖心脏衰弱者，往往引起郁血性水肿，其舌淡胖，如经水浸，用姜附以强心，则水肿自退，非姜附能逐水也。

咳而上气，喉中水鸡①声，射干麻黄汤主之。

患咳嗽气喘，出现喉中痰鸣如田鸡的叫声的，应当服用射干麻黄汤治疗。

【注释】

①水鸡：田鸡。水鸡声，形容喉间痰鸣声连连不绝，犹如田鸡的叫声。

射干麻黄汤方

喉中咳逆水鸡声，三两干辛款菀行，
夏味半升枣七粒，姜麻三两破坚城。

处方： 射干、细辛、紫菀、款冬花、半夏各9克，麻黄、生姜各12克，五味子3克，大枣7枚。

功能主治： 宣肺散寒，化饮止咳。治外感风寒，痰饮上逆，咳而上气，喉中有水鸡声。

用法用量： 上九味，以水12升，先煎麻黄二沸，去上沫，纳诸药煮取300毫升，分三次温服。

备注： 方中麻黄宣肺散寒，射干开结消痰，并为君药，生姜散寒行水，半夏降逆化饮，共为臣药，紫菀、款冬花温润除痰，下气止咳，五味子收敛耗散之肺气，均为佐药；大枣益脾养胃，为使药。诸药相配，共奏宣肺散寒，化饮止咳之功。

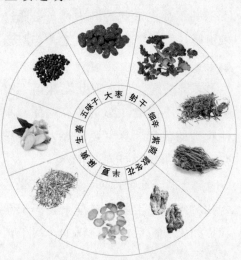

咳逆上气，时时吐浊，但坐不得眠，皂荚丸主之。

出现咳嗽、气喘，时时吐出浓稠痰浊，只能坐而不能睡卧的，应当服用皂荚丸治疗。

皂荚丸方

浊痰上气坐难眠，病势将成壅又坚，

皂角蜜丸调饮下，绸缪需在雨之前。

处方： 皂荚112克（刮去皮，酥炙）。

功能主治： 治痰浊壅肺，咳逆上气，时时吐浊，但坐不得眠。

用法用量： 以枣膏和汤服3丸，日三夜一服。

加减： 若痰壅盛者，加半夏、细辛，以温肺燥湿化痰；若气喘明显者，加苏子、葶苈子，以降肺止逆等。

备注： 方中皂荚气轻宣散，通利气道，止咳平喘，除胶结顽痰；蜜、大枣，补益肺气，制约皂荚之峻性、毒性。

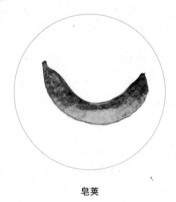

皂荚

咳而脉浮者，厚朴麻黄汤主之。

出现咳嗽而脉浮的，应当服用厚朴麻黄汤治疗。

厚朴麻黄汤方

厚朴麻黄夏杏膏，更加五味方真妙，
宣肺降逆饮咳止，咳而脉浮症对好。

处方： 厚朴、石膏各9克，麻黄12克，杏仁、半夏各10克，干姜、细辛、五味子各6克，小麦30克。

功能主治： 治咳而脉浮者。

用法用量： 上九味，以水1.2升，先煮小麦熟，去滓，纳诸药，煎取700毫升，温服100毫升，一日三次。

加减： 若胸闷明显者，加紫苏、枳壳，以行气宽胸；若咳嗽明显者，加款冬花、紫菀，以宣降肺气止咳；若痰多者，加陈皮、贝母，以化痰止咳等。

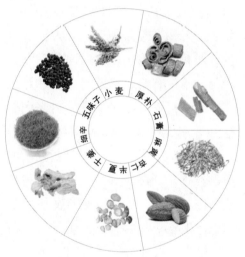

备注： 方中厚朴下气宽胸，除痰平喘，止咳降逆；麻黄宣发肺气，化饮利气；石膏清泻郁热，制约温热伤阴；杏仁肃降肺气，止咳平喘；半夏燥湿化痰除饮，杜绝痰湿之源；干姜温肺化饮；细辛温肺散寒，通阳化饮；五味子收敛肺气，防止化痰化饮而伤阴津；小麦益脾以助肺，益肺以祛邪，并能下气益气而不伤肺气。

药材档案

厚朴

别名：赤朴、川朴、重皮、烈朴、厚皮。

来源：为木兰科植物厚朴或凹叶厚朴的干燥干皮、根皮及枝皮。

药材特征：

干皮：呈卷筒状或双卷筒状，长30～35厘米，厚0.2～0.7厘米，习称"筒朴"；近根部的干皮一端展开如喇叭口，长13～25厘米，厚0.3～0.8厘米，习称"靴筒朴"。外表面灰棕色或灰褐色，粗糙，有时呈鳞片状，较易剥落，有明显椭圆形皮孔和纵皱纹，刮去粗皮者显黄棕色。内表面紫棕色或深紫褐色，较平滑，具细密纵纹，划之显油痕。质坚硬，不易折断，断面颗粒性，外层灰棕色，内层紫褐色或棕色，有油性。有的可见多数小亮星。气香，味辛辣、微苦。

根皮（根朴）：呈单筒状或不规则块片；有的弯曲似鸡肠，习称"鸡肠朴"。质硬，较易折断，断面纤维性。

枝皮（枝朴）：呈单筒状，长10～20厘米，厚0.1～0.2厘米。质脆，易折断，断面纤维性。

性味归经：苦、辛，温。归脾、胃、肺、大肠经。

功效主治：燥湿消痰，下气除满。用于湿滞伤中，脘痞吐泻，食积气滞，腹胀便秘，痰饮喘咳。

用量用法用量：3～10克，煎服，或入丸、散。

脉沉者，泽漆汤主之。

脉沉的，用泽漆汤治疗。

《泽漆汤方》

五两紫参姜白前，三升泽漆法分煎，
桂苓参草同三两，半夏半升涤饮专。

处方：半夏、紫参（一作紫菀）、白前各10克，泽漆（以东流水2升，煮取800毫升）、生姜、甘草、黄芩、人参、桂枝各6克。

制法：上药九味，吹咀。

功能主治：治水饮内停，咳而脉沉者。

用法用量：纳泽漆汁中，煮取400毫升，温服100毫升，至夜服尽。

加减：若痰多色黄者，加胆南星、瓜蒌仁，以清肺化痰；若咳喘甚者，加杏仁、五味子、款冬花，以止咳平喘；若咳血者，加白芨、白茅根，以凉血止血等。

备注：方中泽漆清泻肺热；黄芩清肺热而降泄；紫参清肺热而解毒，去湿邪而断热饮；半夏燥湿醒脾；白前肃降肺气而祛痰；生姜宣肺降逆止咳；桂枝入肺而化饮；人参补益肺气；甘草益气和中。

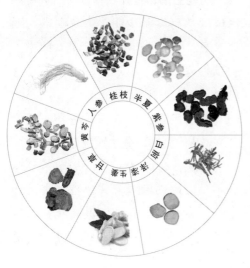

吐反胃，胸脘痞闷，梅核气；生用外治痈肿痰核。姜半夏多用于降逆止呕。

用量用法用量：3～9克，煎服。一般宜制过用。炮制品中有姜半夏、法半夏等，其中姜半夏长于降逆止呕，法半夏长于燥湿且温性较弱，半夏曲则有化痰消食之功，竹沥半夏能清化热痰，主治热痰、风痰之证。外用：适量，磨汁涂或研末以酒调敷患处。

肺痈，喘不得卧，葶苈大枣泻肺汤主之。

患肺痈病，出现气喘不能平卧的，用葶苈大枣泻肺汤治疗。

药材档案

半夏

别名：示姑、地茨菇、老鸹头、地珠半夏、羊眼半夏。

来源：为天南星科植物半夏的块茎。

药材特征：本品呈类球形，有的稍偏斜，直径1～1.5厘米。表面白色或浅黄色，顶端有凹陷的茎痕，周围密布麻点状根痕；下面钝圆，较光滑。质坚实，断面洁白，富粉性。气微，味辛辣、麻舌而刺喉。

性味归经：辛，温。有毒。归脾、胃、肺经。

功效主治：燥湿化痰，降逆止呕，消痞散结。用于，湿痰寒痰，咳喘痰多，痰饮眩悸，风痰眩晕，痰厥头痛，呕

《葶苈大枣泻肺汤方》

喘而不卧肺痈成，烦满咳痰数实成，
葶苈一九十二枣，雄军直入夺初萌。

处方：葶苈15克（熬令黄色，捣丸），大枣12枚。

功能主治：泻肺去痰，利水平喘。治肺痈，胸中胀满，痰涎壅塞，喘咳不得卧，甚则一身面目浮肿，鼻塞流涕，不闻香臭酸辛；亦抬支饮不得息者。

用法用量：先以水600毫升，煮枣取400毫升，去枣，纳葶苈，煮取200毫升，顿服。

备注：方中葶苈子入肺泻气，开

结利水，使肺气通利，痰水俱下，则喘可平，肿可退；但又恐其性猛力峻，故佐以大枣之甘温安中而缓和药力，使驱邪而不伤正。

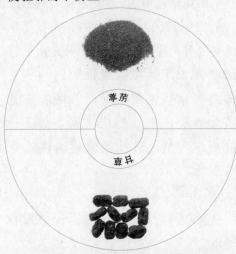

葶苈

亭甘

咳而胸满，振寒脉数，咽干不渴，时出①浊唾腥臭②，久久吐脓如米粥者，为肺痈，桔梗汤主之。

咳嗽而胸部胀满，寒战，脉象数，咽喉干燥而不渴，时常吐出黏稠腥臭脓痰，拖延日久吐出米粥样脓痰的，是肺痈病，用桔梗汤治疗。

【注释】

①出：吐出。

②浊唾腥臭：吐出的浓痰有腥臭气味。

◁桔梗汤方▷

脓如米粥肺烦清，毒溃难支药要轻，甘草二两桔一两，土金合化得生生。

处方：桔梗3克，甘草6克。

功能主治：宣肺利咽，清热解毒。治风邪热毒客于少阴，上攻咽喉，咽痛喉痹，风热郁肺，致成肺痈，咳嗽，胸满振寒，咽干不渴，时出浊沫，气息腥臭，久则吐脓者。

用法用量：以水300毫升，煮取210毫升，去滓，分二次温服。

加减：若吐脓血者，加苇茎、冬瓜子，以清泻肺热；若热毒盛者，加银花、连翘、鱼腥草，以清热解毒；若瘀血者，加桃仁、赤芍，以活血散瘀等。

备注：方中桔梗宣发肺气，消痰祛痰，解毒排脓。甘草清热泻火解毒，利咽喉，缓急止痛。

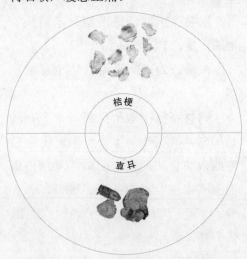

桔梗

亭甘

咳而上气，此为肺胀，其人喘，目如脱状①，脉浮大者，越婢加半夏汤主之。

患咳嗽气逆，属于肺胀。肺胀患

者出现喘气，两眼突出好像要脱出眼眶一样，并且脉象浮大的，应当服用越婢加半夏汤治疗。

【注释】

①目如脱状：形容两眼胀突，犹如脱出之状。

越婢加半夏汤方

风水多今气亦多，水风相搏浪涛涛，全凭越婢平风水，加夏半升奠巨波。

处方： 麻黄12克，石膏25克，生姜9克，大枣15枚，甘草6克，半夏9克。

功能主治： 宣肺泄热，止咳平喘。治肺胀，咳嗽上气，胸满气喘，目如脱状，脉浮大者。

用法用量： 上药六味，以水1.2升，先煮麻黄，去上沫，纳诸药，煮取600毫升，分三次温服。

加减： 若痰黄者，加桑白皮、知母，以清热化痰；若胸中烦热者，加黄芩、苏子，以清泻郁热；若胸满者，加葶苈子、枳壳，以降气宽胸；若气滞者，加甘松、柴胡，以行气除滞等。

备注： 方中麻黄宣肺散寒化饮；石膏清泻郁热；生姜散水化饮；半夏醒脾燥湿，降泄浊逆，降肺而通调水道；甘草、大枣，既补益中气，

又充养肺气，更能燮理清热而不寒凝。

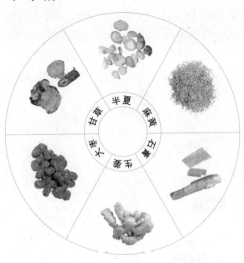

肺胀，咳而上气，烦躁而喘，脉浮者，心下有水，小青龙加石膏汤主之。

肺胀患者，出现咳嗽而气逆，烦躁，气喘，脉象浮的，表示心下有水饮，应当服用小青龙加石膏汤治疗。

小青龙加石膏汤方

小龙分量照原方，二两膏加仔细详，水饮得温方可散，欲除烦躁藉辛凉。

处方： 麻黄、芍药、半夏、石膏各9克，桂枝、甘草各6克，细辛、干姜、五味子各三克。

功能主治： 解表化饮，清热除烦。治肺胀，心下有水气，咳而上气，烦

躁而喘，脉浮者。

用法用量：上九味，以水1升，先煮麻黄去沫，纳诸药，煮取300毫升，分两次服。

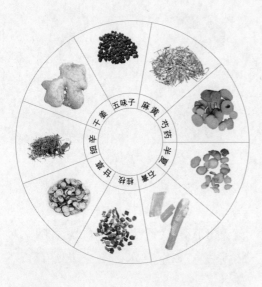

附方

《外台》炙甘草汤：治肺痿涎唾多，心中温温液液[1]者。

《外台》炙甘草汤：治疗肺痿涎唾多，心泛恶想吐的病证。方见虚劳篇。

【注释】

①温温液液：泛泛欲吐的意思。

《千金》甘草汤

甘草汤是咽痛方，临证加减精而详，
红肿热痛火热攻，清热利咽功效良。

处方：甘草6克。

功能主治：清热解毒。治少阴咽痛，兼治舌肿。

用法用量：上一味，以水600毫升，煮取300毫升，去滓。每次温服150毫升，一日二次。

加减：若咽痛甚者，加薄荷、牛蒡子，以清热利咽；若咽中有痰者，加半夏、桔梗，以化痰利咽；若气滞者，加紫苏、枳实，以行气宽胸利咽等。

备注：方中甘草清热利咽，泻火解毒，消肿祛痰，缓急止痛，善治咽痛热证。

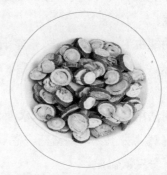

甘草

《千金》生姜甘草汤：治肺痿，咳唾涎沫不止，咽燥而渴。

《千金》生姜甘草汤

处方：生姜150克，人参60克，甘草120克，大枣15枚。

功能主治：补脾益肺，散寒化

饮。治肺痿咳唾涎沫不止，咽燥而渴。

用法用量： 水煎服。

加减： 肺痿咳嗽，吐涎沫，心中温温烦躁而不渴者，加法半夏；生姜甘草汤治咳吐涎沫不止，心下痞硬而急迫者，兼用紫丸。

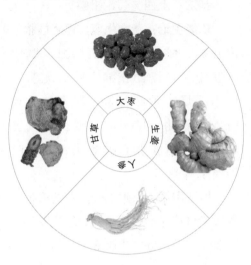

《千金》桂枝去芍药加皂荚汤：治肺痿吐涎沫。

《千金》桂枝去芍药加皂荚汤

桂枝去芍本消阴，痰饮夹邪迫肺金，
一个皂驱黏腻浊，桂枝运气是良箴。

处方： 桂枝3两，生姜3两，甘草2两，皂荚1挺，大枣12枚。

功能主治： 肺痿吐涎沫不止。

用法用量： 以水700毫升，煮取300毫升，去滓，分三服。

加减： 咽干而渴者，加人参；咳吐清涎者，加干姜。

备注： 桂枝去芍药汤温运阳气，桂枝、生姜解表而能通阳；大枣、甘草扶正以温阳，去芍药后，可起解表不留邪、温通无碍阳的作用。皂荚涤痰除壅以治其标。本方实为补中兼攻之剂，对于肺气虚寒当温补、痰涎壅遏又非涤不可者尤为适宜。

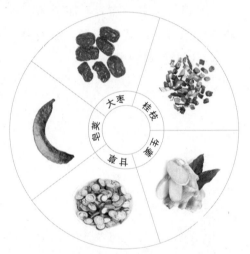

《外台》桔梗白散：治咳而胸满，振寒，脉数，咽干不渴，时出浊唾腥臭，久久吐脓如米粥者，为肺痈。

《外台》桔梗白散，治疗咳嗽而胸部胀满，寒颤，脉象数，咽喉干燥而不渴，时常吐出黏稠腥臭痰涎，吐脓痰像是米粥一般，属于肺痈病。

《外台》桔梗白散

三物白散寒结胸，桔梗贝母与巴豆，

心下痞硬胸胁痛，恶寒苔白助药粥。

处方： 桔梗22.5克，巴豆7.5克（去皮、心，熬黑，研如脂），贝母22.5克。

功能主治： 温逐寒饮，除痰散结。寒实结胸。

用法用量： 上三味为散，纳巴豆更于臼中杵之，以白饮和服。强人海服1.5克，羸者减之。病在膈上必吐，在膈下必利。若不利，进热粥200毫升；利过不止，进冷粥200毫升。

用药： 若腹中痛者，加芍药，以通络缓急舒筋；若气虚者，加人参、白术，以益气健脾等。

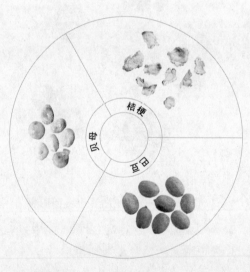

《千金》苇茎汤：治咳有微热烦满，胸中甲错，是为肺痈。

《千金》苇茎汤：治疗咳嗽有微热，心烦，胸部满闷，胸部皮肤粗糙如鳞甲状，属于肺痈病。

《千金》苇茎汤

苇茎汤中薏苡仁，桃仁瓜瓣四般济，治疗肺热痈脓证，临证加减功用奇。

处方： 苇茎（锉）30克，薏苡仁15克，桃仁50枚（去尖、皮、双仁者），瓜瓣15克。

制法： 上四味药，咀嚼。

功能主治： 清肺化痰，逐瘀排脓。治肺痈。咳吐腥臭黄痰脓血，胸中肌肤甲错，隐隐作痛，咳时尤甚，口干咽燥，舌红苔黄，脉滑数。现用于肺脓疡、肺炎；急慢性支气管炎、支气管扩张合并感染、百日咳等属于肺热者。

用法用量： 以水1升，先煮苇茎，煮取500毫升，去滓，悉纳诸药，煮取300毫升，分二次服 6 当吐如脓。

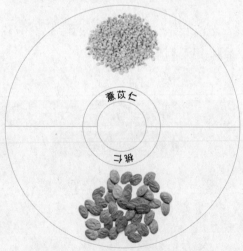

备注： 本方为治肺痈名方。方中苇茎甘寒轻浮，清肺泻热为君；

瓜瓣化痰排脓为臣；桃仁活血祛瘀，薏苡仁清肺破毒肿，共为佐使。四药合用，共成清肺化痰，逐瘀排脓之功。肺痈未成或已成者均可使用。

药材档案

薏苡仁

别名：薏米、薏仁、苡仁、回回米、薏珠子。

来源：为禾本科植物薏苡的干燥成熟种仁。

药材特征：本品呈宽卵形或长椭圆形，长4～8毫米，宽3～6毫米。表面乳白色，光滑，偶有残存的黄褐色种皮；一端钝圆，另端较宽而微凹，有1淡棕色点状种脐；背面圆凸，腹面有1条较宽而深的纵沟。质坚实，

断面白色，粉性，气微，味微甜。

性味归经：甘、淡，凉。归脾、胃、肺经。

功效主治：利水渗湿，健脾止泻，除痹，排脓，解毒散结。用于水肿，脚气，小便不利，脾虚泄泻，湿痹拘挛，肺痈，肠痈，赘疣，癌肿。

用量用法用量：9～30克，煎服。清利湿热宜生用，健脾止泻宜炒用。

> 肺痈胸满胀，一身面目浮肿，鼻塞清涕出，不闻香臭酸辛，咳逆上气，喘鸣迫塞，葶苈大枣泻肺汤主之。

患肺痈病，出现胸部胀满，全身、面目浮肿，鼻塞，流清涕，闻不到香臭酸辛的气味，咳嗽气逆，喘息痰鸣，痰涎壅塞于咽喉的，应当服用葶苈大枣泻肺汤治疗。

卷上

奔豚气病脉证治第八
（论二首 方三首）

【本篇精华】

1. 论述奔豚气病的病理表现；
2. 介绍奔豚气病的发病原因及治疗方法。

【原文】→【译文】

师曰：病奔豚，有吐脓，有惊怖，有火邪，此四部病，皆从惊发得之。

师曰：奔豚病，从少腹起，上冲咽喉，发作欲死，复还止，皆从惊恐得之。

老师说：奔豚，吐脓，惊怖，火邪，这四种病，都是由于过度惊恐才患得的。

老师说：奔豚气发病时，患者自觉有气从少腹上冲到咽喉，痛苦至极，之后又如同正常人一样，这种病是由于惊恐等精神刺激所引起的。

奔豚，气上冲胸，腹痛，往来寒热，奔豚汤主之。

患奔豚病，发病时有气上冲胸部，腹部疼痛，寒热往来，应当服用奔豚汤治疗。

〈奔豚汤方〉

奔豚汤中甘芎归，半夏黄芩芍葛根，生姜甘李根白皮，养肝平冲清热耿。

处方：甘草、川芎、当归、黄芩、芍药各 6 克，半夏、生姜、甘李根白皮各 12 克。

功能主治：主奔豚气上冲胸，腹痛，往来寒热。

用法用量：上药九味，以水 1.2 升，煮取 400 毫升。温服 100 毫升，日三服，夜一服。

加减：若气冲明显者，加桂枝、枳壳，以降气行气；若气郁者，加柴胡、青皮，以理气下气；若咳嗽者，加苏子、葶苈子，以降逆止咳等。

备注：方中当归补血活血；芍药养肝血，敛肝气，柔肝缓急；甘李根白皮清肝热，降逆气，泄奔豚；半夏降逆下气，降浊气上冲；生姜降逆宣散，调理气机而和升降；川芎理血行气。生葛降逆升清；黄芩清热降泄；甘草益气和中。

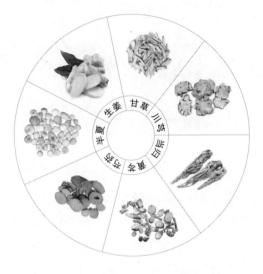

赤者，必发贲豚，气从小腹上至心，灸其核上各一壮，与桂枝加桂汤主之。

太阳表证，用发汗法治疗后，病情没有好转，又用火针再发其汗，针刺部位受到寒邪侵入，出现核状红色肿块的，必定要形成奔豚气。发病时气从少腹上冲到心胸，应该在核状红色硬结上各灸一壮治疗，另外，内服桂枝加桂汤。

桂枝加桂汤方

桂枝加桂剂量增，奔豚冲心来势凶，平冲降逆解外寒，补心代肾立奇功。

处方：桂枝15克（去皮），芍药9克，生姜9克（切），甘草6克（炙），大枣12枚（擘）。

功能主治：温阳祛寒，平冲降逆。治太阳病，误用烧针发汗，使心阳虚，下焦寒气上冲，致发奔豚，气从少腹上冲心胸者。

用法用量：以水700毫升，煮取300毫升，去滓，温服100毫升。

加减：若咳嗽者，加苏子、葶苈子，以降气止逆；若腹痛者，加白芍、川楝子，以柔肝理气降逆；若恶寒者，加附子、干姜，以温阳散寒；若头晕者，加当归、川芎，以补血行血等。

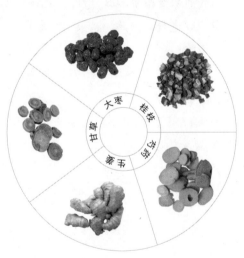

备注：方中桂枝温心阳而暖于肾，降泄肾中寒气上冲，主泄奔豚气；芍药养肝血，填肾精，平肝气，降逆气；生姜散寒气，温阳气，降浊逆；大枣、甘草，益气和中，调和心肾。

发汗后，脐下悸者，欲作贲豚，茯苓桂枝甘草大枣汤主之。

太阳表证，发汗以后，肚脐下出

现跳动的感觉，是将要发生奔豚的征兆，用茯苓桂枝甘草大枣汤治疗。

《茯苓桂枝甘草大枣汤方》

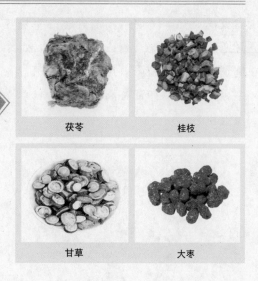

茯苓　桂枝

甘草　大枣

苓桂枣甘伏水邪，脐下悸占用则确，
或许上冲发奔豚，甘澜水煮效方捷。

处方： 茯苓25克，桂枝12克（去皮），甘草6克（炙），大枣15枚。

功能主治： 治伤寒发汗后，其人脐下悸，欲作奔豚者。

用法用量： 上四味，以甘澜水1升，先煎茯苓减至800毫升，纳诸药，煮取300毫升，去滓，温服100毫升，一日三次。

备注： 《金鉴》：此方即苓桂术甘汤去白术加大枣倍茯苓也。彼治心下逆满，气上冲胸，此治脐下悸，欲作奔豚。盖以水停中焦，故用白术，水停下焦，故倍茯苓。脐下悸，是邪上干心也，其病由汗后而起，自不外乎桂枝之法。仍以桂枝、甘草补阳气，生心液；倍加茯苓以君之，专伐肾邪；用大枣以佐之，益培中土；以甘澜水煎，取其不助水邪也。土强自可制水，阳建则能御阴，欲作奔豚之病，自潜消而默化矣。

【本篇精华】

1. 论述胸痹病的病理表现及治疗方法；
2. 论述心痛病的病理表现及治疗方法；
3. 论述短气病的病理表现及治疗方法。

【原文】→【译文】

师曰：夫脉当取太过不及①，阳微阴弦②，即胸痹而痛。所以然者，责其极虚也。今阳虚知在上焦，所以胸痹、心痛者，以其阴弦故也。

老师说：诊脉时，应当注意脉象的太过与不及。如果寸口部出现微脉，尺部出现弦脉，属于胸痹。心痛的病证，是因为上焦的阳气不足，因此寸口部出现微脉；阴邪壅聚于下，因此尺部的脉象弦，才会出现胸痹心痛的病证。

【注释】

①太过不及：指脉象改变，盛过于正常的为太过，不足于正常的为不及。太过主邪盛，不及主正虚。

②阳微阴弦：关前为阳，关后为阴。阳微，指寸脉微；阴弦，指尺脉弦。

平人无寒热，短气不足以息者，实也。

患者没有恶寒发热的症状，但却会突然出现气急短促、呼吸不利的症状，属于实证。

【注释】

①平人：并不是指正常健康无病的人，而是指平时并不卧病在床，饮食起居和正常人一样，外形无病状或自觉没有其他疾苦的患者。

②无寒热：无恶寒发热。

胸痹之病，喘息咳唾，胸背痛，短气，寸口脉沉而迟，关上小紧数，瓜蒌薤白白酒汤主之。

患胸痹病，症状表现为：喘息，咳嗽，吐痰涎，胸背部疼痛，气短，寸口部出现沉迟的脉象，关部出现小紧数的脉象，用瓜蒌薤白白酒汤治疗。

【注释】

①白酒：米酒初熟的称为白酒。

瓜蒌薤白白酒汤方

胸为阳位似天空，阴气弥沦痹不通，
薤白半升蒌一个，七升白酒奏奇功。

处方： 瓜蒌实1枚（捣），薤白12克，
白酒700毫升。

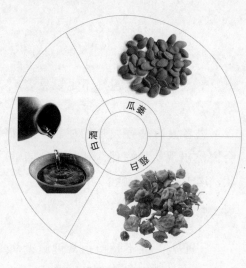

功能主治： 通阳散结，行气化痰。
治胸阳不振，气滞痰阻，致成胸痹，
喘息咳唾，胸背痛，短气，寸口脉沉
而迟，关上小紧数者。

用法用量： 上三味，同煮取200
毫升，分二次温服。

备注： 本方所治胸痹，是由胸阳
不振，痰浊上壅所致。方中瓜蒌化痰
通痹，理气宽胸为君；薤白温通胸阳，
散结下气为臣；更以白酒辛散上行，
既可温煦胸中之阳，且能疏通胸膈之

气为佐使。三药相合，使痰浊得化，
胸阳得振，气机通畅，则胸痹自除。

胸痹不得卧，心痛彻背者，瓜蒌
薤白半夏汤主之。

患胸痹病，症状表现为：喘息不
能平卧，心胸部痛牵引连及背部疼痛，
应当服用瓜蒌薤白半夏汤治疗。

瓜蒌薤白半夏汤方

胸背牵痛不卧时，半升半夏一蒌使，
薤因性湿唯三两，斗酒同煎涤饮奇。

处方： 瓜蒌实1枚（捣），薤白12克，
半夏12克，白酒1升。

功能主治： 通阳散结，祛痰宽胸。
治胸痹，痰浊较甚，心痛彻背，不能
安卧者。

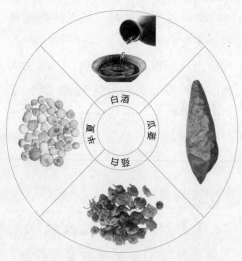

用法用量： 上四味，同煮取400
毫升，温服100毫升，一日三服。

备注： 本方即瓜蒌薤白白酒汤加

半夏而成。半夏燥湿化痰，降逆散结；配以瓜蒌、薤白豁痰通阳，理气宽胸。用于胸痹痰浊壅盛，病情较重者。

胸痹心中痞，留气结在胸，胸满，胁下逆抢心，枳实薤白桂枝汤主之，人参汤亦主之。

患胸痹病，症状表现为：心中痞满，邪气壅结于胸中；胸部满闷，胁下气逆上冲心胸，应当服用枳实薤白桂枝汤治疗；如果属于虚证，则用人参汤治疗。

枳实薤白桂枝汤方

痞连胸胁逆攻心，薤白半升四朴寻，
一个瓜蒌一两桂，四枚枳实微浮阴。

处方： 枳实3克，厚朴12克，薤白9克，桂枝3克，瓜蒌实10克（捣）。

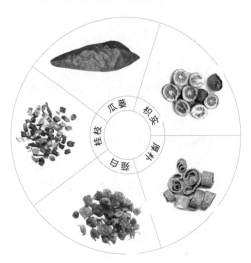

功能主治： 治胸痹，心中痞气，气结在胸，胸满，胁下逆抢心。

用法用量： 上五味药以水1升，

先煮枳实、厚朴，取400毫升，去滓，纳诸药，煮数沸，分三次温服。

备注： 方中的枳实、川厚朴开痞散结，下气除满；桂枝上以宣通心胸之阳，下以温化中下二焦之阴气，既通阳又降逆。降逆则阴寒之气不致上逆，通阳则阴寒之气不致内结。瓜蒌苦寒润滑，开胸涤痰。薤白辛温通阳散结气。因此，无论是气机阻滞导致的胸中阳气不得通达，还是阴寒之邪凝结胸胃、阻遏阳气畅达的病证，皆可治之。

药材档案

枳实

别名： 香橙、臭橙、枸头橙。

来源： 为芸香科植物酸橙及其栽培变种或甜橙的干燥幼果。

药材特征： 本品呈半球形，少数为球形，直径0.5～2.5厘米。外果皮黑绿色或暗棕绿色，具颗粒状突起和皱纹，有明显的花柱残迹或果梗痕。切面中果皮略隆起，厚0.3～1.2厘米，黄白色或黄褐色，边缘有1～2列油室，瓤囊棕褐色。质坚硬。气清香，味苦、微酸。

性味归经： 苦、辛、酸，微寒。归脾、胃经。

功效主治： 破气消积，化痰除痞。用于积滞内停，痞满胀痛，泻痢后重，大便不通，痰滞气阻，胸痹，结胸，脏器下垂。

用量用法用量：3～10克，煎服。大量可用至30克，炒后性较平和。

《人参汤方》

人参汤方理中乡，参术甘草与干姜，
脾胃虚寒与霍乱，虚寒胸痹在温阳。

处方：人参、甘草、干姜、白术各9克。

功能主治：温中祛寒，益气健脾。胸痹心中痞，留气结在胸，胸满，胁下逆抢心。

用法用量：水煎服，每日1剂，日服3次。

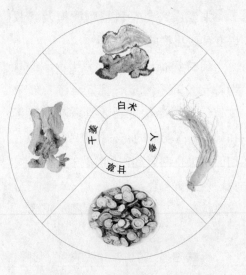

加减：若脐上筑者，去白术，加桂枝，以温肾降逆；若吐多者，去白术，加生姜、柿蒂，以降逆和胃；若下利者，加茯苓，重用白术，以健脾燥湿止泻；若心下悸者，加茯苓，以利水

定悸。

备注：方中干姜温中祛寒，以治寒气凝结；人参益气健脾，以治脾胃虚弱，与干姜相配，既治寒又治虚。白术健脾益气，和胃燥湿，与干姜相配，以增强温中燥湿；与人参相配，以增强益气治虚。炙甘草益气缓急，既助干姜温阳，又助人参、白术益气，并调和诸药。方药相互为用，共奏温中祛寒，益气健脾功效。

胸痹，胸中气塞，短气，茯苓杏仁甘草汤主之，橘枳姜汤亦主之。

患胸痹病，症状表现为：心胸满闷，呼吸气短，应当服用茯苓杏仁甘草汤治疗，或是用橘枳姜汤治疗。

《茯苓杏仁甘草汤方》

痹而短气孰堪医，甘一茯三淡泻之，
更有杏仁五十粒，水行气顺不求奇。

处方：茯苓90克，杏仁50个，甘草30克。

功能主治：通阳化饮，宣导气机。胸痹，胸中气塞，短气。湿温，两胫逆冷，胸满头眩重疼，妄言多汗，其脉阳濡而弱，阴小而急。

用法用量：水煎服，一日三服。不差，更服。

加减：若胸闷者，加薤白、枳实，以行气通阳；若胸痛者，加郁金、川芎，以活血通阳止痛；若痰阻者，加半夏、陈皮，以行气燥湿化痰等。

备注：方中茯苓利水渗湿，涤胸中饮邪，利胸中气机，益气健脾。杏仁肃降通调，降逆下气。甘草补益心气。

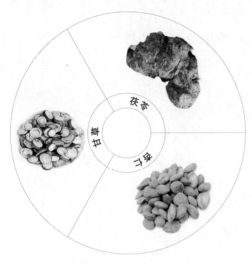

橘枳姜汤方

痹而气塞又何使，枳实辛香三两宜，橘宜一斤姜半斤，气开结散勿迟疑。

处方：橘皮12克，枳实2.5克，生姜6克。

功能主治：治胸痹，胸中气塞，呼吸短促，心下硬满，呕吐哕逆。

用法用量：上药三味，以水500毫升，煮取200毫升，分二次温服。

备注：本方与茯苓杏仁甘草汤均治胸痹胸中气塞短气之证。前者是肺气不利，饮停胸膈，重在停饮，故治宜宣肺化饮，而用茯苓、杏仁；此方主治乃肺胃气滞，气阻饮停，重在气滞，

治宜行气开郁。故方中以橘皮为君，行肺胃之气而宣通气机；臣以枳实，行气除满而利五脏；佐以生姜，散结气而降逆化饮。三者相合，行气开郁，和胃化饮，使气行痹散，胃气因和，而胸脘气塞之症自除。

胸痹缓急者，薏苡附子散主之。

患胸痹病，病情急迫的，应当服用薏苡附子散治疗。

薏苡附子散方

痹来缓急属阳微，附子十枚切莫迟，更有薏仁十五两，筋资阴养得阳归。

处方：薏苡仁45克，大附子10枚（炮）。

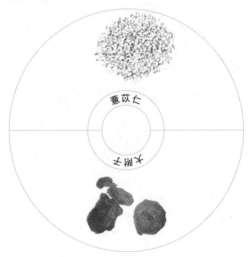

功能主治：温里散寒，除湿宣痹。胸痹，缓急者。胸痹疼痛，拘急不舒，时缓时急，喜温喜按，口不渴，舌苔白，脉沉紧；寒湿痹证，腰膝重痛，

筋脉拘急，屈伸不利，得热则减，遇寒则剧。

用法用量： 作散剂，每服6克，日服三次。或作汤剂，水煎两次，温服。剂量按原方比例酌减。

加减： 若胸闷者，加厚朴、枳实，以宽胸行气；若胸痛者，加川芎、冰片，以活血开窍止痛；若短气者，加薤白、桂枝，通达心阳等。

备注： 方中薏苡仁渗湿舒络，散结宽胸，缓急止痛，通痹止急；附子壮阳气，逐阴寒，除冷痰，通经脉。

心中痞，诸逆[①]心悬痛[②]，桂枝生姜枳实汤主之。

如果心窝部痞满，水饮邪气向上冲逆，导致心窝部牵引疼痛，应当服用桂枝生姜枳实汤治疗。

【注释】

①诸逆：指停留于心下的水饮或寒邪向上冲逆。

②心悬痛：指心窝部向上牵引疼痛。

《桂枝生姜枳实汤方》

心悬而痛痞相连，痰饮上逆客气填，三两桂姜五两枳，驱寒散逆并攻坚。

处方： 桂枝、生姜各9克，枳实5枚。

功能主治： 通阳散寒，开结下气。

治寒邪或水饮停留于胃，向上冲逆，心下痞闷，并向上牵引疼痛者。

用法用量： 上三味，以水600毫升，煮取300毫升，分三次温服。

加减： 若夹湿者，加薏苡仁、砂仁，以醒脾化湿；若阳郁者，加薤白、白术，以通阳益气；若瘀血明显者，加桃仁、红花、丹参，以活血化瘀；若气郁者，加柴胡、香附、川芎，以行气解郁等。

备注： 方中桂枝温通心阳，宣畅气机，降逆散瘀，调理血脉；生姜宣散降逆，通利血脉，涤饮化痰，散瘀平冲；枳实行气化痰，行血化瘀。

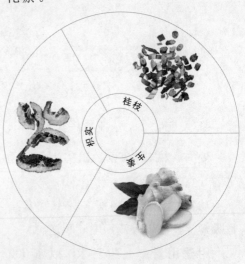

心痛彻背，背痛彻心，乌头赤石脂丸主之。

如果心窝部疼痛牵引到背部，或从背部牵引到心窝部，应当服用乌头赤石脂丸治疗。

乌头赤石脂丸方

彻背彻胸痛不休，阳光欲熄实堪忧，
乌头一分五钱附，赤石椒姜一两求。

处方： 乌头7.5克（炮），附子7克（炮），蜀椒、干姜14克，赤石脂14克。

制法： 上五味，研末，蜜为丸，如梧桐子大。

功能主治： 治心痛彻背，背痛彻心。

用法用量： 先食服1丸，一日三次。

加减： 若胸闷者，加桂枝、薤白、枳实，以通阳行气化痰；若胸痛者，加五灵脂、蒲黄、丹参，以活血化瘀止痛等。

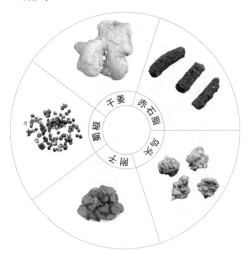

备注： 方中乌头散阴寒，逐凝结，通阳气，畅脉络，破寒湿，通心气；附子温达阳气，散寒止痛，和畅经脉；蜀椒温中散寒，除湿化饮，解郁开结，温达阳气；干姜温阳逐寒，温中通脉；赤石脂益心血，敛阴气，防止温热燥化伤阴。

附方

九痛丸：治九种心痛。兼治卒中恶[1]，腹胀痛，口不能言；又治连年积冷，流注心胸痛[2]，并冷肿上气，落马坠车血疾等，皆主之。忌口如常法。

九痛丸：治疗九种心痛症。此方可以治疗突然中恶，腹部胀痛，不能说话。又可以治疗阴寒久积，流注于心胸作痛，以及冷气上冲，落马坠车与淤血停滞等疾病。禁忌与平常的事项相同。

【注释】

①卒中恶：指突然感受外来邪气，见心腹刺痛、闷乱欲死的疾病。

②流注心胸痛：流指流散移动，注指专注集中。这里指心胸不疼痛，或较散漫面积大，或集中一点而痛。

九痛丸

九种心痛治不难，狼莄姜豆附参安，
附需三两余皆一，攻补同行仔细看。

处方： 附子42克（炮），生狼牙（炙

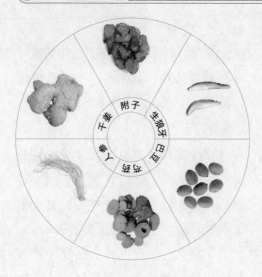

香）、巴豆（去皮、心，熬，研如脂）、人参、干姜、吴茱萸各 14 克。

制法：上药六味为末，炼蜜为丸，如梧桐子大。

功能主治：治感受秽恶不正之气，腹部胀痛，日不能言；或多年积冷，寒气攻冲。心腹疼痛。

用法用量：体强者初服 3 丸，日服三次，弱者服 2 丸，用酒或温开水送下。

金匮要略

卷中

【本篇精华】

1. 论述腹满病的病理表现及治疗方法；
2. 论述寒疝病的病理表现及治疗方法；
3. 论述宿食病的病理表现及治疗方法。

【原文】→【译文】

趺阳脉①微弦，法当腹满，不满者必便难，两胠②疼痛，此虚寒从下上也，当以温药服之。

如果趺阳部出现微弦的脉象，应当兼有腹部胀满，如果腹部不胀满的，必定会出现大便困难，两侧胠下至腰部疼痛，是由于下焦阳虚，寒气从下上逆的缘故，应当用温药治疗。

【注释】

①趺阳脉：为胃脉，在足背上五寸骨间动脉处，即足阳明胃经的冲阳穴。

②胠：《说文》"亦（古腋字）下也"；《广雅》"胁也"；《素问》王冰注："胠，谓胁上也。"即胸胁两旁当臂之处。

病者腹满，按之不痛为虚，痛者为实，可下之。舌黄未下者，下之黄自去。

如果有腹部胀满的症状，按之不痛的为虚证；按之疼痛的为实证，治疗实证应当用泻下法。如果腹满而舌苔黄，没有用泻下法的，用泻下药后则黄苔可以消退。

腹满时减，复如故，此为寒，当与温药。

如果腹部胀满有时减轻，之后又依然如故，这属于寒证，应当用温药治疗。

病者痿黄①，躁而不渴，胸中寒实而利不止者，死。

患者面色萎黄，烦躁而口不渴，阴寒壅结于胸中，而又腹泻下利不止的，属于死证。

【注释】

①痿黄："痿"同"萎"，指肤色桔黄，暗淡无泽。

寸口脉弦者，即胁下拘急而痛，其人啬啬①恶寒也。

如果寸口部出现弦脉，通常会出现两胁肋拘急而疼痛，兼有畏寒怕冷的症状。

【注释】

①啬啬：形容瑟缩畏寒的状态。

夫中寒家，喜欠，其人清涕出，发热色和者，善嚏。

遭受寒邪侵袭的人，喜欢打呵欠，容易鼻流清涕。如果患者出现发热的症状，但面色正常，则喜欢打喷嚏。

中寒，其人下利，以里虚也，欲嚏不能，此人肚中寒。

如果寒邪直中于里，则容易引起腹泻，这是由于脾胃虚寒所致；如果想打喷嚏又打不出，这是由于腹中受寒的缘故。

夫瘦人绕脐痛，必有风冷，谷气不行，而反下之，其气必冲。不冲者，心下则痞。

如果身体瘦弱的人，肚脐周围出现疼痛，必定是因为受了风寒，导致大便不通，如果误用泻下法通大便，则会损伤下焦元气，导致下焦阴寒之气逆上；如果气不逆上的，心窝处必定会出现痞证。

病腹满，发热十日，脉浮而数，饮食如故，厚朴七物汤主之。

患腹部胀满，兼有发热10天，脉象浮数，饮食正常的，应当服用厚朴

七物汤治疗。

《厚朴七物汤方》

厚朴七物表里方，桂枳姜枣草大黄，
解表散邪和肠胃，临证加减在变通。

处方： 厚朴 24 克，甘草、大黄各 9 克，大枣 10 枚，枳实 5 克，桂枝 6 克，生姜 15 克。

功能主治： 病腹满，发热 10 日，脉浮而数，饮食如故。腹满气胀。

用法用量： 水煎服。

加减： 呕者，加半夏 5 合；下利，去大黄；寒多者，加生姜至半斤。

注意： 忌海藻、菘菜、生葱、羊肉、饧。

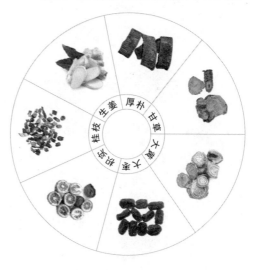

备注： 方中厚朴行气消满，导滞下气；大黄泻热通便，通降浊气；桂枝解肌散寒，理脾和胃；枳实泻热消痞，通畅气机；生姜宣理中气，降逆和胃；甘草、大枣，益气和中。

腹中寒气，雷鸣切痛，胸胁逆满，呕吐，附子粳米汤主之。

腹部受寒邪侵袭，出现肠鸣腹痛，胸胁逆满，呕吐的，应当服用附子粳米汤治疗。

《附子粳米汤方》

脾胃附子粳米汤，半夏甘草大枣方，
腹中寒痛有雷鸣，化饮散寒又温阳。

处方： 附子5克（炮），甘草3克，大枣10枚，半夏、粳米各12克。

功能主治： 胜寒气，和内外。主腹中寒气，雷鸣切痛，胸胁逆满呕吐。

用法用量： 以水8升，煮米熟汤成，去滓温服1升，日3次。

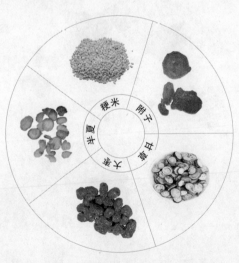

加减： 若饮邪明显者，加白术、苍术，以健脾醒脾燥湿；若腹痛明显者，加细辛、白芍，以温阳缓急止痛；若小便不利者，加茯苓、泽泻，以健

脾渗湿等。

备注： 方中附子温阳散寒，助阳化饮。半夏燥湿化饮，降逆醒脾。粳米补益脾胃。大枣、甘草，益气补中，顾护脾胃。

痛而闭者，厚朴三物汤主之。

患腹部疼痛，出现大便秘结不通的，应当服用厚朴三物汤治疗。

《厚朴三物汤方》

痛而便闭下无疑，四两大黄朴倍之，
枳用五枚先后煮，小承变法更神奇。

处方： 厚朴15克，大黄12克，枳实9克。

功能主治： 行气除满，去积通便。治实热内积，气滞不行，腹部胀满疼痛，大便不通。

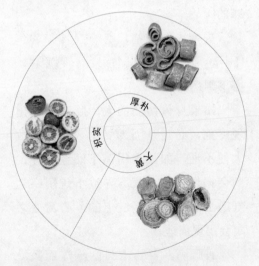

用法用量： 上三味，以水1.2升，先煮厚朴、枳实二味，取500毫升，纳大黄，煮取300毫升，温服。以利

为度。

备注：本方与《伤寒论》小承气汤药味相同，但药量不同。小承气汤意在荡积攻实，故以大黄为君；本方意在行气泄满，则以厚朴为主。方中厚朴行气消满；大黄、枳实泻热导滞。三药相合，使气滞通畅，实积消除，腑气得以通畅，则诸证自解。

> 按之心下满痛者，此为实也，当下之，宜大柴胡汤。

如果用手按压心窝部位，感觉胀满疼痛的，属于实证，应当用攻下法，宜用大柴胡汤治疗。

《大柴胡汤方》

大柴胡汤芩大黄，枳芍半夏枣生姜，
少阳阳明合为病，和解攻里效无双。

处方：柴胡、生姜（切）各 15 克，枳实（炙）、黄芩、芍药、半夏各 9 克（洗），大枣 12 枚（擘），一方有大黄 6 克。

功能主治：和解少阳，内泻热结。主少阳、阳明合病，往来寒热，胸胁苦满，呕不止，郁郁微烦，心下痞硬或满痛，大便秘结，或协热下利，舌苔黄，脉弦有力者。现用本方加减治疗急性胰腺炎、急性胆囊炎、胆石症等见有上述证候者。

用法用量：上七味，用水 1.2 升，煮取 600 毫升，去滓再煎，温服 200 毫升，日三服。

备注：方中柴胡、黄芩和解少阳；枳实、大黄内泻热结，芍药助柴胡、黄芩清肝胆之热，合枳实、大黄治腹中实痛；半夏和胃降浊以止呕逆，生姜、大枣既助半夏和胃止呕，又能调营卫而和诸药。诸药合用，共奏和解少阳、内泻结热之功。

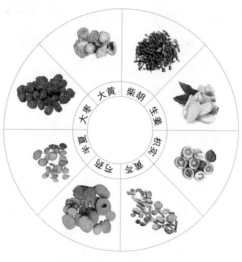

> 腹满不减，减不足言，当须下之，宜大承气汤。

如果腹部胀满没有缓解，即使有时症状减轻却并不明显的，应当用泻下法，应当服用大承气汤治疗。

《大承气汤方》

大承气汤用硝黄，配伍枳朴泻力强，
痞满燥实四症见，峻下热结第一方。

去硝名曰小承气，轻下热结用之效，调胃承气硝黄草，便秘口渴急煎尝。

处方：大黄（酒洗）、枳实（炙）各12克，厚朴15克（去皮），芒硝9克。

功能主治：峻下热积。主阳明腑实证。潮热谵语，手足潜然汗出，矢气频频，大便不通，脘腹满痛拒按，舌苔焦黄起刺，成焦黑燥裂，脉沉滑或沉迟有力；热结旁流，下利清水，臭秽难闻，脐腹疼痛，按之坚硬有块，热厥，高热神昏，扬手掷足，烦躁饮冷，便秘不通；痉病，牙关紧闭，手足抽搐，角弓反张，口噤蚧齿。

用法用量：上四味，用水1升，先煮厚朴、枳实，取500毫升，去滓；纳大黄，更煮取200毫升，去滓，纳芒硝，再上微火煎一二沸，分二次温服。得下，余勿服。

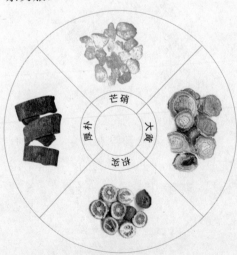

备注：方中大黄泄热通便，厚朴行气散满，枳实破气消痞，芒硝润燥

软坚。四药配合，具有峻下热积之功。

> 心胸中大寒痛，呕不能饮食，腹中寒，上冲皮起，出见有头足[①]，上下痛而不可触近，大建中汤主之。

如果心胸部位寒邪炽盛，引起疼痛、呕吐、不能饮食，腹中寒气又逆冲，导致腹壁隆起像头足一样的肿块，上下牵引疼痛而不可触摸，应当服用大建中汤治疗。

【注释】

①上冲皮起，出见有头足：形容腹中寒气攻冲，腹皮突起如头足状的块状物上下冲动。

②如一炊顷：约为烧一顿饭的时间。

③食糜：指吃粥。

《 大建中汤方 》

痛呕食难属大寒，腹中头足触之难，干姜四两椒二合，参二饴升食粥安。

处方：蜀椒3克（炒去汗），干姜12克，人参6克。

功能主治：温中补虚，降逆止痛。主脾胃虚寒，心胸中大寒痛，呕不能食，腹中寒，上冲皮起，出见有头足，上下痛而不可触近。

用法用量：上三味，用水400毫升，煮取200毫升，去滓；纳胶饴70毫升，微火煎取150毫升，分二次温服。

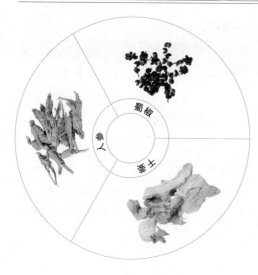

功能主治： 温中散寒，通便止痛。主寒邪与积滞互结肠道，胁下或腰胯偏痛，便秘，手足不温，苔白，脉紧弦。

用法用量： 上三味，用水 500 毫升，煮取 200 毫升，分三次温服。若强人煮取 250 毫升，分三次温服，每相隔约一小时。

备注： 方中附子、细辛温经散寒，大黄泻下通便。三味合用，共成温经散寒，通便止痛之功。

每次相隔约一小时。药后可饮粥适量。当一日食糜，温覆之。

备注： 方中蜀椒味辛大热，温脾胃，助命火，并能散积杀虫；干姜辛热，温中助阳，散寒降逆；人参补益脾胃，扶助正气；重用饴糖建中缓急，并能缓和椒、姜燥烈之性。诸药合用，共奏温中补虚，降逆止痛之功。

胁下偏痛，发热，其脉紧弦，此寒也，以温药下之，宜大黄附子汤。

如果胁下一侧疼痛，出现发热，脉象紧弦的，属于寒实证，应当用温下法，应当服用大黄附子汤治疗。

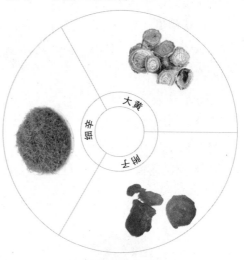

◀大黄附子汤方▶

胁下偏痛脉紧弦，若非温下恐迁延，
大黄三两三枚附，二两细辛可补天。

处方： 大黄 6 克，附子 9 克（炮），细辛 3 克。

寒气厥逆①，赤丸主之。

如果阴寒内盛而四肢厥冷的，应当服用赤丸治疗。

【注释】

①厥逆：一言病机，又言症状。《伤寒论·厥阴篇》云："凡厥者，阴阳气不相顺接便为厥。厥者，手足逆冷者是也。"

②真朱：朱砂。

赤丸方

寒而厥逆孰为珍，四两夏苓一两辛，
中有乌头二两泡，蜜丸砾色妙通神。

处方： 茯苓、半夏（洗）各56克，乌头28克（炮），细辛14克。

制法： 上四味，研末，纳真朱为色，炼蜜为丸，如麻子大。

功能主治： 温经散寒，化饮止痛。主寒饮腹痛，手足厥逆。

用法用量： 空腹时用酒饮下3丸，日二次，夜一次，不知，稍增之，以知为度。

备注： 方中乌头温经散寒，可治沉寒痼冷引起的腹痛，细辛、茯苓、半夏温化寒饮；阴寒内盛，血瘀不行，故用朱砂以通血脉。合用可奏温经散寒，化饮止痛之效。

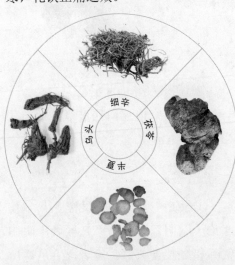

腹痛，脉弦而紧，弦则卫气不行，即恶寒，紧则不欲食，邪正相搏，即为寒疝。

寒疝绕脐痛，若发则白汗出，手足厥冷，其脉沉弦者，大乌头煎主之。

患腹部疼痛，出现弦紧的脉象，弦脉表示为阳虚，卫气不行，所以怕冷；紧脉表示为寒邪壅滞于胃，因此不想吃东西，寒邪与正气相搏，因此形成寒疝。患寒疝病，出现脐周疼痛，发作时则出冷汗，手足厥冷，脉象沉紧的，应当服用乌头煎治疗。

大乌头煎方

沉紧而弦痛绕脐，白津厥逆冷凄凄，
乌头一个煮添蜜，倾刻颠危快挈提。

处方： 乌头大者10克（熬去皮，不㕮咀）。

功能主治： 破积，散寒，止痛。治寒疝绕脐腹痛，若发则冷汗出，手足厥冷，脉沉紧者。

用法用量： 用水600毫升，煮取200毫升，去滓，纳蜜400毫升，煎令水气尽，取400毫升。强人服140毫升，弱人服100毫升。不愈，明日更服，不可一日再服。

备注： 方中乌头大辛大热，善治沉寒痼冷，并能止痛，配以蜂蜜同煎，既可缓和乌头之毒性，又能增强止痛和延长疗效。二药合用，故可用于阳虚积寒在里，寒气搏结不散而致的寒疝腹痛。但乌头有毒，必须久煎,并注意用量和服法,以防中毒。如服后出现呼吸、心跳加快,脉有间歇,甚至昏迷等中毒反应,急当抢救。

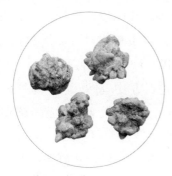

乌头

寒疝腹中痛,及胁痛里急者,当归生姜羊肉汤主之。

患寒疝病,出现腹部疼痛拘急,牵引两胁下疼痛的,应当服用当归生姜羊肉汤治疗。

当归生姜羊肉汤方

当归生姜羊肉汤,血虚寒疝此方良,
腹痛胁痛面不荣,养血温阳散寒方。

处方: 当归9克,生姜15克,羊肉50克。

功能主治: 温中养血,祛寒止痛。主寒疝,虚劳,产后血虚有寒,腹痛,胁痛,喜温喜按,腹中拘急,苔白,脉沉弦而涩。

用法用量: 上药以水800毫升,煮取300毫升,分二次温服。

加减: 若血虚者,加阿胶、熟地,

以滋补阴血;若腹痛明显者,加白芍、延胡索,以活血缓急止痛;若气虚者,加人参、黄芪,以益气补虚等。

备注: 方中当归补血行血,通达经脉而止痛;生姜温中散寒,调中开胃;羊肉温补气血而散寒,通达经脉而活血。

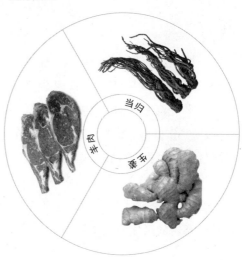

寒疝腹中痛,逆冷,手足不仁,若身疼痛,灸、刺、诸药不能治,抵当①乌头桂枝汤主之。

乌头以蜜二斤,煎减半,去滓,以桂枝汤五合解之②,得一升后,初服二合;不知,即取三合;又不知,复加至五合。其知者,如醉状,得吐者,为中病。

患寒疝病,出现腹部疼痛,四肢发冷,手足麻木不仁,如果又兼有全身疼痛,用艾灸、针灸以及药物都无法治疗的,应当服用抵当乌头桂枝汤治疗。

将以乌头用蜜2斤，煎煮至一半量，去药渣，用桂枝汤药液5合溶解得1升后，初服2合，如果效果不明显的，再服3合，如果还不见效，再加量至5合。如果有效，则会出现酒醉状，以及呕吐的现象，表示病情已经改善了一半。

【注释】

①抵当：有四种解释。一言直击其当攻之地。《广雅》云："当者，直也。"《汉书·杜钦传》："抵者击也。"二作抵御、抵挡。三谓犹"至当、极当"。四谓"犹言只宜、只应的意思"，抵为"只"之讹。

②解之：解，稀释。用纯蜜煎乌头，药汁浓稠，故用桂枝汤稀释。

乌头桂枝汤方

腹痛身痛肢不仁，药攻刺灸治非真，
桂枝汤照原方煮，蜜煎乌头合用神。

处方：乌头、桂枝、芍药、生姜各9克，炙甘草6克，大枣7枚，白蜂蜜20克。

功能主治：本方具有散寒止痛，调和营卫的功能，主治表里俱寒，营卫不和，寒疝兼有表证，症见腹中痛，逆冷，手足不温或麻木不仁，身疼痛。

用法用量：先用白蜂蜜煎乌头，后入桂枝汤（桂枝、芍药、炙甘草、生姜、大枣）同煎二次，分服。

加减：若腹痛明显者，加延胡索、乌药，以温里散寒，行气止痛；若恶心呕吐者，加陈皮、竹茹，以和胃降逆止呕；若头痛明显者，加白芷、蔓荆子，以祛风散寒止痛等。

备注：方中乌头温中逐寒，温达阳气；桂枝散寒通经，解肌散寒，调和营卫；生姜降逆醒脾，和胃散寒；芍药益阴和营；甘草、大枣，益气和脾胃；蜜，既能解乌头毒性，又能增强乌头温中缓急止痛。

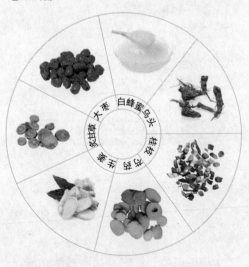

其脉数而紧乃弦，状如弓弦，按之不移。脉数弦者，当下其寒；脉紧大而迟者，必心下坚；脉大而紧者，阳中有阴，可下之。

如果出现数而紧的脉象，属于弦脉，好像弓弦般按之挺直不移。出现数而弦的脉象，应当用泻下法祛除寒邪；出现紧大而迟的脉象，心窝部位必定会出现坚实痞硬；出现大而紧的脉象，表示实邪中夹杂有寒邪，应当用泻下法。

■ 附方

《外台》乌头汤：治寒疝腹中绞痛，贼风[①]入攻五脏，拘急不得转侧，发作有时，使人阴缩[②]，手足厥逆。

《外台》乌头汤：治疗寒疝病腹中绞痛，风寒之邪直入五脏，寒凝于中，患者腹中拘急，不能转侧，发作的时候，生殖器因受寒上缩，并且有手足厥冷的症状。

【注释】

①贼风：侵犯人体引起疾病的外邪。

②阴缩：指外生殖器因受寒而上缩。

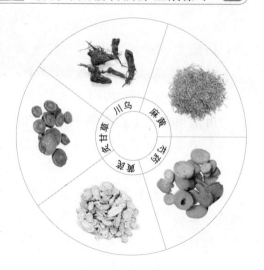

《外台》乌头汤

乌头汤通利关节，麻黄芍药草黄芪，
乌头煎煮最讲究，气虚骨节痹证宜。

处方：麻黄、芍药、黄芪、甘草各9克（炙），川乌6克（咀嚼，以蜜400毫升，煎取200毫升，即出乌头）。

功能主治：益气蠲邪，通利关节。治脚气疼痛，不可屈伸。

用法用量：以水600毫升，煮取200毫升，去滓，纳蜜煎中，更煎之，服140毫升，不知，尽服之。

备注：方中乌头逐寒除湿，通利关节，温达经气，温通血脉；黄芪益气固表，补益营卫；麻黄宣发营卫，通理气机，驱散风寒，通利关节；芍药养血补血，缓急止痛；甘草益气补中。

《外台》柴胡桂枝汤方：治心腹卒中痛者。

《外台》柴胡桂枝汤方：治疗突然感受外邪而导致的心腹疼痛之证。

《外台》柴胡桂枝汤方

柴胡桂枝主表里，方方合用剂量减，
解肌散邪兼清里，胆胃不和功效良。

处方：桂枝（去皮）、黄芩、人参、芍药、生姜各4.5克，甘草3克（炙）半夏7.5克，大枣6枚（擘），柴胡 12 克。

功能主治： 解表和里。主伤寒六七日，发热微恶寒，支节烦痛，微呕，心下支结，表证未解者。

用法用量： 上药九味，用水 700 毫升，煮取 300 毫升，去滓温服 100 毫升。

加减： 若肢体痠痛者，加羌活、独活，以疏达经气经脉；若恶心呕吐者，加竹茹、枳壳，以降逆和胃；若食少者，加山楂、神曲，以消食和胃；若气郁者，加枳实、甘松，以调理气机；若腹痛者，加郁金、川楝子，以活血行气止痛等。

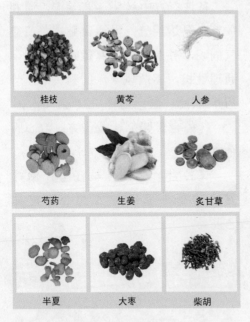

桂枝	黄芩	人参
芍药	生姜	炙甘草
半夏	大枣	柴胡

药材档案

人参

别名： 山参、元参、人衔、鬼盖、生晒参、别直参、白糖参。

来源： 本品为五加科植物人参的干燥根和根茎。

药材特征： 主根呈纺锤形或圆柱形，长 3～15 厘米，直径 1～2 厘米。表面灰黄色，上部或全体有疏浅断续的粗横纹及明显的纵皱，下部有支根 2～3 条，并着生多数细长的须根，须根上常有不明显的细小疣状突出。根茎（芦头）长 1～4 厘米，直径 0.3～1.5 厘米，多拘挛而弯曲，具不定根（芋）和稀疏的凹窝状茎痕（芦碗）。质较硬，断面淡黄白色，显粉性，形成层环纹棕黄色，皮部有黄棕色的点状树脂道及放射状裂隙。香气特异，味微苦、甘。或主根多与根茎近等长或较短，呈圆柱形、菱角形或入字形，长 1～6 厘米。表面灰黄色，具纵皱纹，上部或中下部有环纹。支根多为 2～3 条，须根少而细长，清晰不乱，有较明显的疣状突起。根茎细长，少数粗短，中上部具稀疏或密集而深陷的茎痕。不定根较细，多下垂。

性味归经： 甘、微苦，微温。归脾、肺、心、肾经。

功能主治： 大补元气，复脉固脱，补脾益肺，生津养血，安神益智。用于体虚欲脱，肢冷脉微，脾虚食少，肺虚喘咳，津伤口渴，内热消渴，气血亏虚，久病虚羸，惊悸失眠，阳痿宫冷，食少倦怠，妇女崩漏，小儿慢惊及久虚不复。

用量用法用量：内服：3～9克，小火另煎兑服；也可研粉吞服，一次2克，一日2次。用于急救15～30克，煎浓汁，数次灌服。

备注：方中柴胡清胆热，疏胆气。黄芩清泄少阳胆热，降泄浊热。桂枝解肌调卫。芍药益营泻胆。生姜、大枣，调理脾胃，和调营卫。半夏宣降气机。人参、甘草、大枣，补中益气，顾护胃气。

《外台》走马汤①：治中恶心痛腹胀，大便不通。

《外台》走马汤：治疗中恶病，心痛腹胀，大便不通等证。

【注释】

①走马汤：形容病情及药效急速，捷如奔马，故名。

《外台》走马汤

外来异气伤人多，腹胀心疼走马搓，
巴杏二枚同捣细，冲汤捻汁好驱邪。

处方：巴豆2枚（去心皮，熬），杏仁1枚（去尖皮）。

制法：上药取绵缠，捶令极碎。

功能主治：寒疝；鬼击有尸疼者。中恶，心痛腹胀，大便不通。

用法用量：投热汤2合，捻取白汁服之。须臾愈。未愈更1服，老小

量之。用法中热汤，《圣惠》作"热酒"。

注意：忌野猪肉、芦笋。

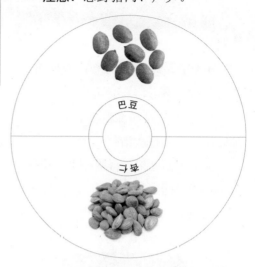

问曰：人病有宿食，何以别之？师曰：寸口脉浮而大，按之反涩，尺中亦微而涩，故知有宿食，大承气汤主之。

问：患者胃肠食物积滞，从脉象上如何分辨？老师回答：患者寸口脉浮取大而有力，重按反见涩象，尺部脉象也是微而涩，由此可知患者宿食不化，用大承气汤主治。

脉数而滑者，实也，此有宿食，下之愈，宜大承气汤（见前痉病中）。

患者脉树而滑，是实证的脉象，是由于宿食内停所致，用下法可以治愈，宜用大承气汤。

下利不饮食者，有宿食也，当下之，宜大承气汤。

患者泻痢，又不思饮食，是食浊

停滞胃肠的宿食病，应当用下法，适宜用大承气汤治疗。

宿食在上脘，当吐之，宜瓜蒂散。

不吐者，少加之，以快吐为度而止。亡血及虚者不可与之。

如果宿食停滞在脘腹部，应当用催吐法，以瓜蒂散治疗。

如果不呕吐的，再增加少许药量，直到呕吐为止。体内出血以及身体虚弱者的患者，则不可以服用。

瓜蒂散方

瓜蒂散中赤小豆，豆豉汁调酸苦凑，
逐邪涌吐功最捷，胸脘痰食服之瘳。

处方： 瓜蒂一份（熬黄），赤小豆一份。

制法： 上二味，各别捣筛，为散和匀。

功能主治： 涌吐痰食。治痰涎宿食填塞上脘，胸中痞硬，烦懊不安，气上冲咽喉不得息，舌苔厚腻，寸脉微浮者。

用法用量： 每服3克，以香豉9克，用热汤700毫升，煮作稀糜，去滓，取汁和散，温顿服之。不吐者，少少加，得快吐乃止。

注意： 素体血虚及出血患者忌服。

备注： 方中瓜蒂味苦性升而善

吐；赤小豆味苦酸，与瓜蒂配合，有酸苦涌吐之功；香豉轻清宣泄，煎汁送服，以增强涌吐的作用。本方药性较峻，宜从小剂量开始，不吐，逐渐加量，中病即止，不可过剂。

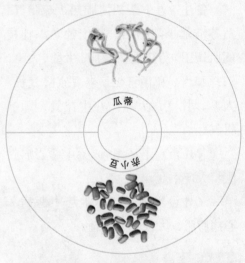

瓜蒂

赤小豆

脉紧如转索①无常者，有宿食也。

如果脉象紧绷如同转索那样变化无常的，表示有宿食。

【注释】

①转索：形容脉象如转动的绳索，时紧时松，疏密不匀。

脉紧，头痛风寒，腹中有宿食不化也。

如果出现紧脉，头痛，好像外感风寒一样的，表明是腹中有宿食停滞不化的缘故。

【本篇精华】

1. 论述五脏中风、中寒、死脏脉、五脏病、三焦病以及脏腑积聚等病症的病理表现及治疗方法；
2. 介绍积病，聚病，谷气的区别。

【原文】→【译文】

　　肺中风者，口燥而喘，身运①而重，冒②而肿胀。

　　如果肺脏感受风邪，就会出现口中干燥而气喘，身体不能自主地摇动且沉重，头昏，身体肿胀等症状。

【注释】

　　①身运：指身体运转头摇。

　　②冒：指头目眩晕。

　　肺中寒，吐浊涕。

　　如果肺脏感受寒邪，就会出现吐黏痰和唾液的症状。

　　肺死脏①，浮之②虚，按之弱如葱叶，下无根者，死。

　　肺脏即将衰竭出现的真脏脉，脉浮虚而无力，重按时虚弱如葱叶，中空无根的，属于死证。

【注释】

　　①死脏：是脏气将绝而出现的一种真脏脉，出现这样的脉为预后不良之征，因而称为"死脏"。

　　②浮之：意为轻按、浮取。

　　肝中风者，头目瞤①，两胁痛，行带伛②，令人嗜甘。

　　如果肝脏感受风邪，就会出现头部颤动，眼皮跳动，两胁疼痛，走路时多弯腰驼背，喜食甜味的食物。

【注释】

　　①头目瞤：瞤，《说文》："瞤，目动也"，这里形容头部颤动和眼皮跳动。

　　②伛：原指驼背。伛者指的是行走时常曲背垂肩，腰不能挺直之状。

　　肝中寒者，两臂不举，舌本①燥，喜太息②，胸中痛，不得转侧，食则吐而汗出也。

如果肝脏感受寒邪，就会出现两臂不能抬举，舌根干燥，喜欢叹气，胸中疼痛，身体不能转动，一吃东西就会吐出，以及出汗等症状。

【注释】

①舌本：一指舌根，一指舌体。此处指的是舌体。

②太息：叹长气。

肝死脏，浮之弱，按之如索不来，或曲如蛇行者，死。

肝脏即将衰竭所出现的真脏脉，脉浮而轻取无力，重按时好像绳索般转动而不能重复，或是脉象曲折，像蛇爬行一般的，属于死证。

肝着，其人常欲蹈其胸上，先未苦时，但欲饮热，旋覆花汤主之。

患肝着病，经常想要别人能用脚踩踏胸部才能感觉舒服，在没有发病而感到痛苦时，只想喝热汤的，应当服用旋覆花汤治疗。

心中风者，翕翕①发热，不能起，心中饥，食即呕吐。

如果心脏感受风邪，就会出现发热，不能起床，心窝部感觉有饥饿感，但食入后就呕吐等症状。

【注释】

①翕翕：原为形容鸟羽开合之状，这里形容发热轻微。

心中寒者，其人苦病心如噉①蒜状，

剧者心痛彻背，背痛彻心，譬如蛊注②。其脉浮者，自吐乃愈。

如果心脏感受寒邪，就会感到心中灼辣苦痛，好像吃了大蒜一般，严重时，心痛牵引到背部，背痛牵引到心胸，好像有虫在啃咬脏器一般。如果出现浮脉，不服药而能呕吐的，病情就会好转。

【注释】

①噉：意为吃。

②蛊注：病证名。发作时心腹烦懊而痛，严重的则流注传染而死。本条"譬如蛊注"，形容痛如虫咬之状。"蛊"是毒虫，"注"是传染。

心伤者，其人劳倦，即头面赤而下重①，心中痛而自烦，发热，当脐跳，其脉弦，此为心脏伤所致也。

如果心脏受到损伤，容易因劳动而疲倦，头面赤红，下肢沉重，心中疼痛，心烦不安，发热，脐部出现跳动感，脉弦，这都是因为心脏受伤所致。

【注释】

①下重：指身体下部沉重无力。亦可见肛门下坠感或脱肛。

心死脏，浮之实如麻豆①，按之益躁疾者，死。

心脏即将衰竭而出现真脏脉，脉浮而轻按坚实有力，好像麻豆滚动一般，重按则更加急数，属于死证。

【注释】

①麻豆：有两种解释。一是作为五谷之一的实体解，即麻与豆。《素问》云"麻麦稷黍豆为五谷"，"麻"即芝麻，或指"麻子仁"。二是解释为"动乱如豆粒滚动"。

邪哭①使魂魄②不安者，血气少也；血气少者属于心，心气虚者，其人则畏，合目欲眠，梦远行而精神离散，魂魄妄行。阴气衰者为癫，阳气衰者为狂。

如果出现悲伤哭泣，好像邪鬼作怪一般，心神不能安定的，这是由于气血虚少的缘故。气血虚少是属于心的疾病。如果心气不足，患者会时常有恐惧感，想要闭起眼睛睡觉，梦见自己行走远路，以至精神涣散，心神不安。如果阴气衰弱的，就会出现癫病，阳气衰弱的就会出现狂病。

【注释】

①邪哭：一指精神失常、无故悲伤的哭泣，犹如邪鬼作祟，故称邪哭。二指"邪入"，指的是风邪侵入人体。

②魂魄：为人体精神活动的一部分。

脾中风者，翕翕发热，形如醉人，腹中烦重①，皮目瞤瞤而短气。

如果脾脏感受风邪，就会全身发热，好像酒醉一般，腹中烦满而沉重，眼皮跳动而呼吸气短。

【注释】

①腹中烦重：有两种解释，一谓"腹部很不舒服并有重坠的感觉"，一谓"心烦而腹重""腹重为甚"者。

脾死脏，浮之大坚，按之如覆杯①洁洁②，状如摇者，死。

脾脏即将衰竭所出现的真脏脉，脉浮而轻按大而坚，重按则如同覆盖的杯子，中空而动摇不定，属于死证。

【注释】

①覆杯：有两种解释。一为覆置之义，则覆杯为安然不动；二为倾覆之义，则覆杯为杯之倾倒。此处是第二种意思。

②洁洁：清白的样子。此处形容里面空无所有。

趺阳脉浮而涩，浮则胃气强，涩则小便数①，浮涩相搏，大便则坚，其脾为约②，麻子仁丸主之。

如果趺阳部出现浮而涩的脉象，浮脉表示胃气强盛，涩脉表示小便频数，浮脉与涩脉相合，则会导致大便坚硬，这是由于脾被胃热约束所形成的脾约证，应当服用麻子仁丸治疗。

【注释】

①数：读"朔"时，作"频繁"解；读"醋"时，作"细密"解。

②脾约：病名。因脾的功能受胃热津伤的约束，既不能为胃行其津液，

也不能转输水津上归于肺，由于水津不能四布，胃热盛而脾阴弱而产生大便燥结、小便频数细长的症状。意乃弱者为强者所约束，故称脾约。

《麻子仁丸方》

麻子仁丸治脾约，枳朴大黄麻杏芍，
胃燥津枯便难解，润肠泻热功效确。

处方： 麻子仁500克，芍药250克，枳实250克（炙），大黄500克（去皮），厚朴250克（炙，去皮），杏仁250克（去皮、尖，熬，别作脂）。

制法： 上六味，蜜和为丸，如梧桐子大。

功能主治： 润肠通便。治肠胃燥热，津液不足，大便秘结，小便频数。现用于习惯性便秘见有上述症状者。

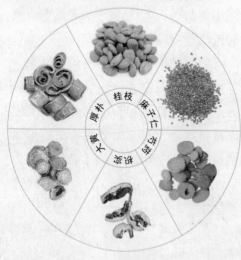

用法用量： 每服10丸，日三服，渐加，以知为度。

备注： 方中麻子仁润肠通便为君；杏仁降气润肠，芍药养阴和营为臣；枳实、厚朴消痞除满，大黄泻下通便，共为佐使。诸药同用，共奏润肠通便之功。

肾著[1]之病，其人身体重，腰中冷，如坐水中，形如水状，反不渴，小便自利，饮食如故，病属下焦，身劳汗出，衣里冷湿，久久得之，腰以下冷痛，腹重如带五千钱，甘姜苓术汤主之。

患肾着病，出现身体沉重，腰部寒冷，如坐在水中一般，好像是水气病，但口不渴，小便通利，饮食正常，此病属于下焦病，主要是因身体劳动而出汗，导致衣服冷湿，久而久之便得此病，腰部以下寒冷、疼痛，腹部沉重得像带着五千铜钱一般，应当服用甘姜苓术汤治疗。

【注释】

①著：此处音义同"着"，即留滞附着之意。

《甘草干姜茯苓白术汤方》

腰冷溶溶坐水泉，腹中如带五千钱，
术甘二两姜苓四，寒湿同驱岂偶然。

处方： 甘草、白术各6克，干姜、茯苓各12克。

功能主治： 温脾胜湿。治身劳汗出，衣里冷湿，致患肾着，身重，腰及腰以下冷痛，如坐水中，腹重，口不渴，小便自利，饮食如故。

用法用量： 上四味，以水1升，煮取600毫升，分三次温服。腰中即温。

备注： 肾受冷湿，着而不去，而为肾着。然病不在肾之本脏，而在肾之外腑，故其治法不在温肾以散寒，而在燠土以胜水。方中干姜辛热，温里散寒，为君药；白术、茯苓健脾利水为臣；甘草补气和中，调和诸药为佐使。

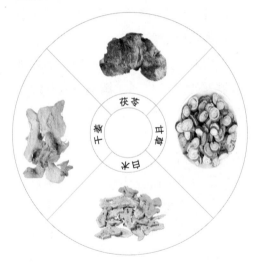

干姜

别名： 均姜、白姜、干生姜。

来源： 为姜科植物姜的干燥根茎。

药材特征：

干姜：呈扁平块状，具指状分枝，长3～7厘米，厚1～2厘米。表面灰黄色或浅灰棕色，粗糙，具纵皱纹及明显的环节。分枝处常有鳞叶残存，分枝顶端有茎痕或芽。质坚实，断面黄白色或灰白色，粉性或颗粒性，内皮层环纹明显，维管束及黄色油点散在。气香、特异。味辛辣。

干姜片：为不规则纵切片或斜切片，具指状分枝，长1～6厘米，宽1～2厘米，厚0.2～0.4厘米。外皮灰黄色或浅黄棕色，粗糙，具纵皱纹及明显的环节，切面灰黄色或灰白色，略显粉性，可见较多的纵向纤维，有的呈毛状。质坚实，断面纤维性。气香、特异，味辛辣。

性味归经： 辛，热。归脾、胃、肾、心、肺经。

功效主治： 温中散寒，回阳通脉，温肺化饮。用于脘腹冷痛，呕吐泄泻，肢冷脉微，痰饮喘咳。

用量用法用量： 3～10克，煎服。

肾死脏，浮之坚，按之乱如转丸，益下入尺中者，死。

肾脏即将衰竭所出现的真脏脉，脉浮而轻按坚实，重按则紊乱，形状像弹丸一样转动，在尺部特别明显，属于死证。

问曰：三焦竭部，上焦竭善噫，何谓也？

师曰：上焦受中焦气未和，不能消谷，故能噫耳。下焦竭，即遗溺失便，其气不和，不能自禁制，不须治，久则愈。

问：如果三焦的机能衰退，譬如上焦心肺机能衰退时，会出现嗳出胃气的症状，这是什么原因呢？

老师回答：由于上焦禀受中焦的胃气，如果胃气不和，不能消化食物，则会出现嗳气；如果下焦机能衰退，就会出现遗尿或大便失禁，这是由于下焦之气不和，不能自我约制的缘故，此病不需要治疗，日久则自然会痊愈。

师曰：热在上焦者，因咳为肺痿；热在中焦者，则为坚；热在下焦者，则尿血，亦令淋秘不通。大肠有寒者，多鹜溏①；有热者，便肠垢②。小肠有寒者，其人下重便血；有热者，必痔。

老师说：如果热邪壅聚在上焦，就会出现咳嗽而形成肺痿；如果热邪壅聚在中焦，就会导致大便坚硬；如果热邪壅聚在下焦，就会出现尿血，导致小便淋涩疼痛，或是大便秘结不通。如果大肠有寒，则大便稀溏如鸭粪一样；如果大肠有热，则大便解出脓血、黏滞腥臭；如果小肠有寒，则患者肛门重坠而便血；如果小肠有热，则会形成痔疮。

【注释】

①鹜溏：鹜，即鸭；鹜溏，即鸭溏，形容大便水粪杂下。

②肠垢：指的是带有黏液垢腻的粪便。

问曰：病有积、有聚、有馨气①，何谓也？师曰：积者，脏病也，终不移；聚者，腑病也，发作有时，展转痛移，为可治；馨气者，胁下痛，按之则愈，复发，为馨气。诸积②大法：脉来细而附骨者，乃积也。寸口积在胸中；微出寸口，积在喉中；关上积在脐旁；上关上③，积在心下；微下关④，积在少腹。尺中，积在气冲⑤；脉出左，积在左；脉出右，积在右；脉两出，积在中央。各以其部处之⑥。

有人问：病有积、有聚、有谷气，应该如何区别呢？

老师回答：积属于脏病，病位始终固定不移；聚属于腑病，发作有一定时间，痛处经常游走移动，可以治疗；谷气，可以导致胁下疼痛，用手按之则病可缓解，但还会复发。

各类积病的诊脉法为：如果脉象沉细，好像附着在骨上的，属于积病。

如果寸口脉象沉细的，表示积病在胸中；如果脉象沉细，搏动稍微出于寸口部的，表示积在喉中；如果关部脉沉细的，表示积在肚脐周围；如果关部上出现沉细的脉象，表示积在心下；如果尺部上出现沉细的脉象，表示积在少腹。

如果尺部中出现沉细的脉象，表示积在气冲；如果左手出现沉细的脉象，表示积在身体左侧；如果右手出现沉细的脉象，表示积在身体右侧；

如果两手都出现沉细的脉象，表示积在中央。治疗时，应该根据不同的部位，采用不同治法。

【注释】

①穀气：指停积留滞的饮食之气，以胁下痛和复发为特征。

②诸积：包括《难经·五十六难》所分五积：心积曰伏梁，肝积曰肥气，脾积曰痞气，肺积曰息贲，肾积名曰奔豚。

③上关上：关上即关部。上关上，指的是关脉的上部。

④下关：指关脉的下部。

⑤气冲：穴名，即气街，在脐腹下横骨两端，鼠溪穴上三寸，在此代表部位。

⑥各以其部处之：有两种解释。一指治法，一指诊法。

卷中

痰饮咳嗽病脉证并治第十二

（论一首 脉二十一条 方十八首）

【本篇精华】

1. 论述痰饮病的病理表现及治疗方法；
2. 介绍痰饮、悬饮、溢饮、支饮的区别；
3. 介绍水饮停留在身体不同部位的表现症状。

【原文】→【译文】

问曰：夫饮有四，何谓也？师曰：有痰饮，有悬饮，有溢饮，有支饮。

问：饮病有四种，是指什么？老师回答：有痰饮，有悬饮，有溢饮，有支饮。

问曰：四饮何以为异？师曰：其人素盛今瘦，水走肠间，沥沥有声，谓之痰饮；饮后水流在胁下，咳唾引痛，谓之悬饮；饮水流行，归于四肢，当汗出而不汗出，身体疼重，谓之溢饮；咳逆倚息，短气不得卧，其形如肿，谓之支饮。

问：这四种饮病，有什么区别呢？

老师回答：如果患者平素身体肥胖，患病后身体消瘦，水液在肠间流动，出现沥沥的响声，称为痰饮；如果在水饮形成以后，饮邪流注于胁下，出现咳嗽、或吐痰时牵引胸胁疼痛的，称为悬饮；如果水饮泛溢到四肢肌肉之间，应当随汗排出，如果不随汗出，反而出现身体疼痛沉重，称为溢饮；如果出现咳嗽气逆而喘息，呼吸急迫而不能平卧，肢体轻度水肿的，称为支饮。

水在心，心下坚筑①，短气，恶水不欲饮。

如果水饮停滞在心，则会出现心下悸动，脘腹部痞满，呼吸气短，讨厌喝水，不想喝水。

【注释】

①心下坚筑：心下痞坚、满闷不快，筑筑然悸动有力，像捣东西的样子。

水在肺，吐涎沫，欲饮水。

如果水饮停留在肺部，则会出现吐清稀痰涎，想要喝水的症状。

水在脾，少气身重。

如果水饮停滞在脾部，则会气短乏力，身体沉重。

水在肝，胁下支满①，嚏而痛。

如果水饮停滞在肝部，则胁下支撑胀满，打喷嚏时容易牵引胸胁而疼痛。

【注释】

①胁下支满：犹如树枝梗于胁肋，支撑胀满。

水在肾，心下悸。

如果水饮停滞在肾部，则会出现心下悸动的症状。

夫心下有留饮①，其人背寒冷如手大。

如果水饮留在心下脘腹部，则会出现背部寒冷的症状，寒冷的部位大约有手掌般大小。

【注释】

①留饮：痰饮停留不去之意。

留饮者，胁下痛引缺盆①，咳嗽则辄已。

如果留饮在胁下，则会出现两胁下疼痛牵引到锁骨上窝处，咳嗽时疼痛加剧的症状。

【注释】

①缺盆：指锁骨上窝处。

胸中有留饮，其人短气而渴，四肢历节痛。脉沉者，有留饮。

如果水饮留在胸中，则会出现短气和口渴，四肢关节疼痛。脉沉表示为留饮。

膈上病痰，满喘咳吐，发则寒热，背痛腰疼，目泣自出，其人振振身瞤剧，必有伏饮。

如果膈上有痰饮，则会出现胸部胀满、气喘、咳嗽、吐痰涎，病情发作时，会出现恶寒发热，腰背部疼痛，咳喘剧烈时甚至会两眼流泪，身体严重颤抖，不能坐立，这是因为有伏饮的缘故。

夫患者饮水多，必暴喘满。凡食少饮多，水停心下，甚者则悸，微者短气。

脉双弦①者，寒也，皆大下后善虚；脉偏弦②者，饮也。

如果有伏饮的患者饮水过多，则会突发喘息胀满。

如果吃得少而饮水多，水液停于心下脘腹，严重的会导致水气凌心而心悸，轻微的则会出现呼吸气短。

如果此时两手出现弦脉，则属于寒证，主要是因为泻下后导致里虚所致；如果只有一只手出现弦脉，则表示饮邪停聚于身体的某处。

【注释】

①脉双弦：指两手寸口脉均弦。

②偏弦：指一手寸口脉弦。

肺饮不弦，但苦喘短气。

如果肺部有水饮停留而没有出现弦脉，则容易出现喘息，呼吸气短。

【注释】

①肺饮：指水饮犯肺，属支饮之类。

支饮亦喘而不能卧，加短气，其脉平也。

如果患支饮，也会出现气喘不能平卧，以及呼吸短促，但脉象平和。

病痰饮者，当以温药和之。

患痰饮病，应当用温性的药物治疗。

心下有痰饮，胸胁支满，目眩，苓桂术甘汤主之。

心下有痰饮停留，阻碍气机的升降，导致浊阴不降，气机不利，故出现胸胁支撑胀满，头昏目眩，应当服用苓桂术甘汤治疗。

◁苓桂术甘汤方▷

苓桂术甘化饮剂，温阳化饮又健脾，
饮邪上逆胸胁满，水饮下行悸眩去。

处方： 茯苓、桂枝（去皮）各9克，白术、甘草（炙）各6克。

功能主治： 温化痰饮，健脾利湿。治中阳不足，痰饮内停，胸胁支满，目眩心悸，咳而气短，舌苔白滑，脉弦滑。

用法用量： 上药四味，以水600毫升，煮取300毫升，去滓，分三次温服。

备注： 方中茯苓健脾渗湿，祛痰化饮为君；白术健脾燥湿，助茯苓运

化水湿为臣；桂枝通阳化气为佐，益气和中，调和诸药为使。配合成方，共奏温化痰饮，健脾利湿之功。

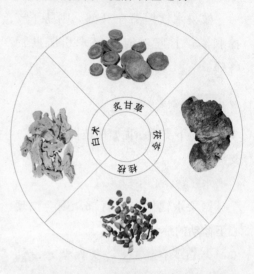

夫短气有微饮，当从小便去之，苓桂术甘汤主之，肾气丸亦主之。

如果有轻微的痰饮停滞，出现呼吸短促的，由于痰饮不甚严重，此时既不能发汗散饮，也不可攻下逐饮，应当用健脾利小便法，使水饮随小便排出，用苓桂术甘汤治疗。如果属于肾气不足的，应当用肾气丸温肾化气利小便。

病者脉伏，其人欲自利，利反快，虽利，心下续坚满，此为留饮欲去故也，甘遂半夏汤主之。

患者出现沉伏的脉象，脉伏，表示痰饮阻遏血脉；患者能自行泻下，泻下后反而觉得舒畅，这是因为痰饮随着大便而去，气机得以舒展的缘故；但即使能泻利，心窝处依然痞坚胀满

的，这是表示留饮仍未尽去，应当用甘遂半夏汤治疗。

《甘遂半夏汤方》

满从利减续还来，甘遂三枚芍五枚，
十二枚夏指大草，水煎加蜜法双该。

处方：甘遂3克，半夏9克（以水200毫升，煮取100毫升，去滓），芍药15克，甘草6克（炙）。

功能主治：治留饮脉伏，其人欲自利，利后虽自觉轻快，但心下仍然坚满者。

用法用量：上四味，以水600毫升，煮取200毫升，去滓。以蜜100毫升和药汁，煎取200毫升，顿服之。

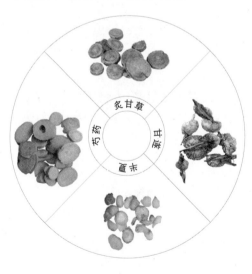

备注：方中甘遂降逆，攻逐饮邪，善行肠间经隧之饮邪；半夏醒脾燥湿，化饮降逆，宣畅气机；芍药补血益阴缓急；甘草益气和中；蜜性甘缓，益气和中，缓和甘遂与甘草之相反，并调和诸药。

脉浮而细滑，伤饮。

脉象浮而细滑的，表示被水饮所伤。

脉弦数，有寒饮，冬夏难治。

脉象弦而数的，表示有寒饮，此病在冬夏季时比较难以治疗。

脉沉而弦者，悬饮内痛。

脉象沉而弦的，表示水饮停留在胁下，称为悬饮，悬饮会引起胁下疼痛。

病悬饮者，十枣汤主之。

强人服一钱匕，赢人服半钱，平旦温服之；不下者，明日更加半钱。得快下后，糜粥自养。

患悬饮病的，应当服用十枣汤（攻逐水饮）治疗。

体质强壮的人服一钱匕，体质虚弱的人服半钱，清晨时温服1次。如果不能泻下的，第二天再加服半钱，如果泻下痛快的，再以糜粥调养。

《十枣汤方》

十枣逐水效堪夸，大戟甘遂与芫花，
悬饮内停胸胁痛，水肿腹胀用无差。

处方：芫花（熬）、甘遂、大戟各等分。

制法：上药各别捣为散。

功能主治： 攻逐水饮。治悬饮或支饮，停于胸胁，咳唾胸胁引痛，心下痞梗，干呕短气，头痛目眩，或胸背掣痛不得息；水肿腹胀，二便不利，属于实证者。现用于肝硬化腹水，渗出性胸膜炎等见有上述症状者。

用法用量： 强人每服1克，羸人0.5克。用水300毫升，先煮肥大枣10枚，取240毫升，去滓，纳入药末，平旦温服；若下少病不除者，明日更服，加0.5克，得快下利后，可进米粥，护养胃气。

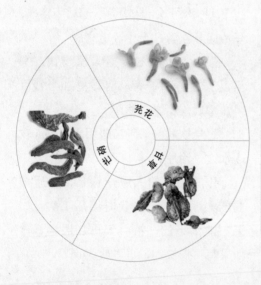

注意： 体虚及孕妇忌用。

备注： 方中甘遂善行经隧水湿，大戟善泄脏腑水湿，芫花善消胸胁伏饮，三药合用，逐水之力甚强。然三药皆有毒性，故又用大枣益气护胃，缓和诸药之毒，减少药后反应。

药材档案

甘遂

别名： 甘泽、猫儿眼、化骨丹、肿手花、萱根子。

来源： 本品为大戟科植物甘遂的干燥块根。

药材特征： 本品呈椭圆形、长圆柱形或连珠形，长1～5厘米，直径0.5～2.5厘米。表面类白色或黄白色，凹陷处有棕色外皮残留。质脆，易折断。断面粉性，白色，木部微显放射状纹理；长圆柱状者纤维性较强。气微，味微甘而辣。

性味归经： 苦，寒；有毒。归肺、肾、大肠经。

功能主治： 泻水逐饮，消肿散结。用于水肿胀满，胸腹积水，痰饮积聚，气逆咳喘，二便不利，风痰癫痫，痈疮肿毒。

用量用法用量： 内服0.5～1.5克，炮制后研末服；或入丸剂。外用：适量。

病溢饮者，当发其汗，大青龙汤主之，小青龙汤亦主之。

温服一升，取微似汗。汗多者，温粉粉之。

患溢饮病，应当用发汗法，用大青龙汤治疗；也可以用小青龙汤治疗。

温服1升，使身体微微出汗，如果汗出较多，用温粉扑抹身体。

大青龙汤方

大青龙汤桂麻黄，杏草石膏姜枣藏，
太阳无汗兼烦躁，散寒清热此方良。

处方： 麻黄 12 克（去节），桂枝 4 克（去皮），甘草 5 克（炙），杏仁 6 克（去皮、尖），生姜 9 克（切），大枣 10 枚（擘），石膏 20 克（碎）。

功能主治： 发汗解表，清热除烦。主外感风寒，兼有里热，恶寒发热，身疼痛，无汗烦躁，脉浮紧3亦治溢饮，见上述症状而兼喘咳面浮者。

用法用量： 上七味，用水 900 毫升，先煮麻黄，减 200 毫升，去上沫，纳诸药，煮取 300 毫升，去滓，温服 100 毫升。取微似汗。汗出多者，温粉粉之，一服汗者，停后服。若复服，汗多亡阳，恶风烦躁，不得眠。

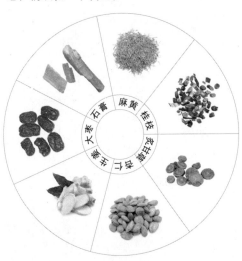

备注： 本方是以麻黄汤加重麻黄、甘草的用量再加石膏、生姜、大枣所组成。麻黄汤功能发汗解表，本方加重麻黄则发汗解表之力更强；增加石膏清内热，除烦躁；倍甘草，加姜、枣，是和中气，调营卫，助汗源。诸药合用，共奏发汗解表，清热除烦之功。

小青龙汤方

小小青龙最有功，风寒束表饮停胸，
细辛半夏甘和味，姜桂麻黄芍药同。

处方： 麻黄（去节）、芍药、半夏（洗）各 9 克，细辛、干姜、五味子各 3 克，甘草（炙）、桂枝（去皮）各 6 克。

功能主治： 解表蠲饮，止咳平喘。治风寒客表，水饮内停，恶寒发热，无汗，咳喘，痰多而稀，舌苔白滑，脉浮；溢饮，身体重痛，肌肤悉肿。现用于慢性支气管炎，支气管哮喘、肺气肿等属外感风寒，内有停饮者。

用法用量： 上药八味，以水一升，先煮麻黄去上沫，纳诸药，煮取 300 毫升，去滓，分两次温服。

加减： 若口渴，去半夏，加瓜蒌根 9 克；微利，去麻黄，加荛花（熬令赤色）5 克；噎者，去麻黄，加附子（炮）1 枚；若小便不利，少腹满者，去麻黄，加茯苓 12 克；若喘，去麻黄，加杏仁（去皮、尖）9克。

备注： 方中麻黄、桂枝解表发汗，宣肺平喘；干姜、细辛温肺化饮，半夏燥湿化痰；芍药配桂枝调和营卫；五味子敛肺止咳，并防诸药温散太过而耗散肺气；炙甘草缓和药性，益气和中。合用而成解表化饮，止咳平喘之剂。

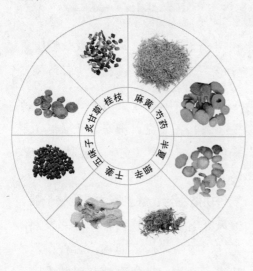

膈间支饮①，其人喘满，心下痞坚，面色黧黑②，其脉沉紧，得之数十日，医吐下之不愈，木防己汤主之。虚者③即愈，实者④三日复发。复与不愈者，宜木防己汤去石膏加茯苓芒硝汤主之。

如果支饮停留在膈间，阻遏气机，致使心阳不展，肺气不降，故气喘胸满，心下痞阻坚硬，面色黧黑，脉象沉紧；如果患病已有数十天，医生曾用吐法、攻下法却不能治愈的，必定会损伤正气。

正气既虚，则饮邪更难去，此时应当服用木防己汤（补虚通阳，利水散结）治疗；服药后，如果心下痞阻坚硬变软的，表示病情即将痊愈；如果心下仍然坚实痞阻的，通常在3天以后会再复发，应当加强消饮散结的药力，故应服用木防己汤去石膏加茯苓芒硝汤治疗。

【注释】

①膈间支饮：指饮邪支撑在胸膈之间。

②黧黑：面色黑而晦暗。

③虚者：指心下痞坚，病根已去，变得柔软。

④实者：指心下仍然痞坚，病根未去。

《木防己汤方》

喘满痞坚面色黧，己三桂二四参施，膏枚两个如鸡子，辛苦寒温各适宜。

处方： 木防己9克，桂枝6克，石膏（鸡头子大）、人参12克。

功能主治： 行水散结，补虚清热。治膈间支饮，喘满，心下痞坚，面色熏黑，脉沉紧，得之数十日，吐下不愈者。

用法用量： 上四味，以水1.2升，煮取400毫升，分二次温服。

备注：木防己味辛温，能散留饮结气，又主肺气喘满；石膏辛甘微寒，主心下逆气，清肺定喘；人参甘美，治喘消膈饮，补心肺不足；桂枝辛热，通血脉，开结气，宣导诸气，在气分服之即愈。

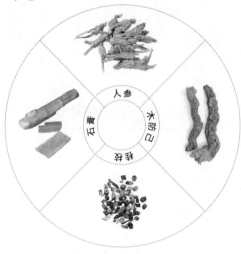

硝汤方

四两苓加不用膏，芒硝三合展奇韬，
气行复聚知为实，以软磨坚自不劳。

处方：防己、桂枝各6克，芒硝10克，人参、茯苓各12克。

功能主治：行水化饮，散结消痞，补虚清热。痰饮喘满，心下痞坚，短气咳逆，大便燥结，舌质淡红或苔薄而润，脉沉滑。

用法用量：上5味，以水600毫升，煮取200毫升，去滓，下芒硝，再微煎，分2次温服。

加减：若小便不畅者，加滑石、泽泻，以清热泻饮；若胸中郁热者，加栀子、淡豆豉，以清热宣畅气机；若心烦者，加知母、竹叶，以清热除烦等。

备注：方中木防己降泄宣散，清热化饮；桂枝通阳化气；人参益气健脾补中；茯苓渗湿利饮，通利水道；芒硝软坚散结，消散水饮热结。

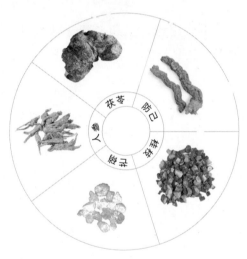

心下有支饮，其人苦冒眩①，泽泻汤主之。

如果支饮停留在心下脘腹部，阻碍气机的升降，致使清阳不能上达头目，故头目昏眩；由于并未出现呼吸喘逆、倚息等症，表示尚属于支饮轻证，应当服用泽泻汤治疗。

【注释】

①冒眩：神志昏冒，眼前生黑光。

《泽泻汤方》

清阳之位饮邪乘，眩冒频频苦不胜，
泽五为君术二两，补脾制水有奇能。

处方： 泽泻 15 克，白术 6 克。

功能主治： 治水停心下，清阳不升，浊阴上犯，头目昏眩。现用于耳源性眩晕。

用法用量： 上药二味，以水 300 毫升，煮取 150 毫升，分温再服。

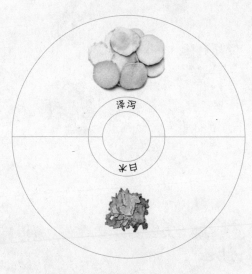

加减： 若头晕者，加半夏、茯苓，以降逆止晕；若舌苔厚腻者，加天南星、苍术，以燥湿醒脾；若头痛者，加川芎、细辛，以行气止痛；若脘腹胀满者，加厚朴、枳壳，以下气理气等。

备注： 方中泽泻利水饮而渗湿，

泻痰饮而止眩，洁胃府而止呕，通浊气而和脾；白术健脾而运化水湿以升清，燥湿化饮而降浊，疏理脾胃，升清降浊。

支饮胸满者，厚朴大黄汤主之。

由于支饮不仅导致肺失肃降，还会进而导致胃肠气机不通，成为水饮与邪热互相壅结，肺与胃腑皆病的支饮实证，故出现腹部胀满的，应用厚朴大黄汤主治。

《厚朴大黄汤方》

胸为阳位似天空，支饮填胸满不通，
尺朴为君调气分，四枚枳实六黄攻。

处方： 厚朴 15 克，大黄 18 克，枳实 9 克。

功能主治： 治支饮胸满者。

用法用量： 上三味，以水 1 升，煮取 200 毫升，分二次温服。

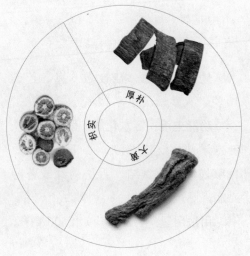

加减：若热盛者，加连翘、蒲公英，以清热解毒；若饮邪盛者，加陈皮、半夏，以行气燥湿化饮；若胸满者，加木香、佛手，以行气除满等。

备注：方中厚朴行气宽胸，降泄浊逆，化饮消痰，通降气机；大黄荡涤肠胃，攻下饮结；枳实理气，除胸脘腹痰癖，逐水饮，破结气。

支饮不得息，葶苈大枣泻肺汤主之。

患支饮病，由于支饮导致肺气壅滞，不能宣降，故出现喘息、呼吸困难的，应当服用葶苈大枣泻肺汤治疗。

呕家本渴，渴者为欲解，今反不渴，心下有支饮故也，小半夏汤主之。

经常呕吐的患者，由于津液亏损不足，应该会口渴，口渴是饮邪随呕吐而去、病情将要痊愈的征兆；如今反而口不渴，是心下脘腹有支饮停留的缘故。应当服用小半夏汤治疗。

小半夏汤方

呕家见渴饮当除，不渴应知支饮居，
半夏一升姜八两，源头探得病根锄。

处方：半夏18克，生姜15克。

功能主治：和胃降逆，消痰蠲饮。治痰饮内停，心下痞闷，呕吐不渴，及胃寒呕吐，痰饮咳嗽。

用法用量：上二味。用水700毫升，煮取300毫升，分两次温服。

加减：若气逆者，加旋覆花、代赭石，以降逆止呃；若水气盛者，加泽泻、茯苓，以泻利水湿；若胃脘痞满者，加桂枝、柴胡，以温阳理气消痞等。

备注：方中半夏降逆化饮除湿；生姜宣畅脾胃气机，散水降逆和胃。

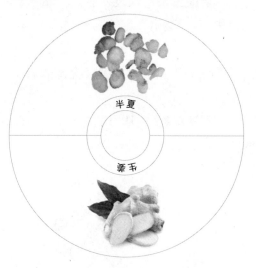

半夏

姜母

腹满，口舌干燥，此肠间有水气，己椒苈黄丸主之。

渴者，加芒硝半两。

如果水饮停聚于肠间，阻遏肠中气机，则腹满；如果水饮影响津液的敷布，则口舌干燥。本证属于饮结气郁化热，肠腑气机壅滞的实证，应当服用己椒苈大黄丸治疗。

如果仍然口渴的，可以加入芒硝半两。

《己椒苈黄丸方》

肠中有水口带干，腹里为肠按部观，
椒己苈黄皆一两，蜜丸饮服日三餐。

处方： 防己、椒目、葶苈（熬）、
大黄各 14 克。

制法： 上四味药，为末，蜜丸，
如梧桐子大。

功能主治： 攻逐水饮。主治水饮
停积，走于肠道，漉漉有声，腹满便秘，
口舌干燥，脉沉弦。现用于肝硬变腹水、
肺原性心脏病、水肿及肾炎水肿属于
实证者。

用法用量： 空腹时服 1 丸，日三服，
渐稍增。口中有津液。

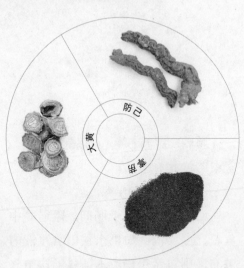

加减： 若口渴因于水气阻结而津
不上承者，加芒硝，以软坚散结消水；
若肠鸣明显者，加茯苓、桂枝，以通
阳利湿；若腹胀者，加厚朴、枳实，
以行气导滞等。

备注： 方中防己清湿热而利大小
便；椒目利水而化饮，消除胀满；葶
苈子通调水道，利水消肿，破坚逐饮；
大黄泻热通便。以蜜为丸，益中气，
缓和药性，导饮而不伤正，并调和诸药。

卒呕吐[1]，心下痞，膈间有水，眩
悸[2]者，小半夏加茯苓汤主之。

如果水饮停聚于胸膈间，导致气
血壅滞，故心下痞；胃气升降失和，
故突然呕吐；清阳不能上达，故目眩；
水饮凌心，故心悸，应当服用小半夏
加茯苓汤治疗。

【注释】

①卒呕吐：突然呕吐。

②眩悸：指头晕目眩，心悸而
不安。

《小半夏加茯苓汤方》

呕吐悸眩痞又呈，四苓升夏八姜烹，
膈间有水金针度，淡渗而辛得病情。

处方： 半夏 18 克，生姜 15 克，
茯苓 9 克。

功能主治： 治停饮呕吐，心下痞闷，
头眩心悸者。

用法用量： 上药三味，以水 700
毫升，煮取 300 毫升，分两次温服。

加减： 若胸膈痞满者，可加枳壳、
陈皮，以行气宽胸；若心悸失眠者，
加酸枣仁，以宁心安神；若肾阳虚

者，加附子，以温肾助阳；若脾虚夹湿，加黄芪、白扁豆，以益气健脾等。

备注：方中半夏降泄宣畅中焦气机以化饮邪；生姜宣畅脾胃气机而散水气；茯苓渗湿健脾益气，利水气，伐饮邪，使水饮之邪从小便而去。

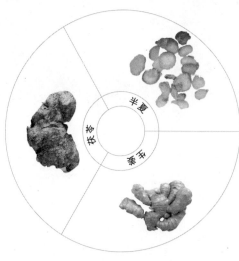

假令瘦人①脐下有悸②，吐涎沫而癫眩③，此水也，五苓散主之。

如果身体消瘦的人，脐下出现悸动感，口吐涎沫而头晕目眩的，表示水饮停聚中、下二焦，导致清阳不能上达清空，浊阴不能从下窍外出，应当服用五苓散（行气利湿）治疗。

【注释】

①假令瘦人：指其人素盛今瘦而言。

②脐下有悸：水气相搏于下，脐

下跳动。

③癫眩：癫同颠，指患者眩晕。可令人扑地不识人，所以叫"癫眩"。

五苓散方

五苓散治太阳府，泽泻白术与二苓，
温阳化气添桂枝，利便解表治水停。

处方：猪苓（去皮）、泽泻、白术、茯苓各10克，桂枝7克（去皮）。

制法：上五味，捣为散。

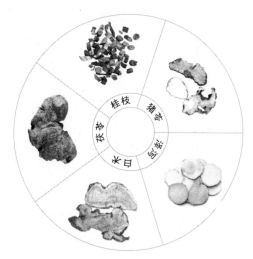

功能主治：利水渗湿，温阳化气。治外有表证，内停水湿，头痛发热，烦渴欲饮，或水入即吐，小便不利，水湿内停的水肿，泄泻，小便不利，以及霍乱、头痛、发热、身疼痛，热多欲饮水者，痰饮，脐下动悸，吐涎

沫而头眩或短气而咳者。现用于肾炎、心性水肿、肝硬化腹水、尿潴留，急性肠炎等属水湿内停者。

用法用量： 以白饮和服3克，日三服。多饮暖水，汗出愈。

备注： 方中猪苓、茯苓、泽泻淡渗利湿，白术健脾燥湿，桂枝解表化气。五药相配，使水行气化，表解脾健，则蓄水、痰饮所致诸证自除。

附方

《外台》茯苓饮

中虚不运聚成痰，枳二参苓术各三，
姜四橘皮二两半，补虚消满此中探。

处方： 茯苓、白术各3两，人参、枳实（炙）各2两，生姜4两，橘皮1两半（切）。

制法： 上切。

功能主治： 消痰气，令能食。主心胸中有停痰宿水，自吐水出后，心胸间虚气满，不能食。

用法用量： 以水6升，煮取2升，分作3服，每日3次。随小便下愈，饮尽更作。

注意： 忌酢物、桃、李、雀肉。

备注： 上、中二焦气弱，水饮入胃，脾不能输归于肺，肺木能通调水道，以致停积为痰，为宿水。吐之则下气因而上逆，虚与气结，满不能食，当补益中气，以人参、白术为君；茯苓逐宿水，枳实破诸气为臣；开脾胃，

宣扬上焦，发散凝滞，则陈皮，生姜为使也。其积饮既去，而虚气塞满其中，不能进食，此证最多。

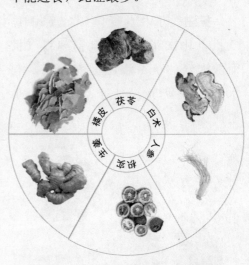

桂苓五味甘草汤方

青龙却碍肾元亏，上逆下流又冒时，
味用半升苓桂四，甘三扶土镇冲宜。

处方： 茯苓、桂枝（去皮）各12克，甘草（炙）、五味子各9克。

功能主治： 青龙汤下已，多唾口燥，寸脉沉，尺脉微，手足厥逆，气从小腹上冲胸咽，手足痹，其面翕热如醉状，因复下流阴股，小便难，时复冒者。

用法用量： 上四味，以水8升，煮取3升，去滓。分三次温服。

注意： 忌海藻、菘菜、生葱。

加减： 若痰多者，加半夏、陈皮，以燥湿理气化痰；若咳嗽明显者，加紫菀、款冬花、百部，以降逆止咳；

若咽喉不利者，加桔梗、射干，以宣利咽喉；若气逆上冲明显者，加厚朴、苏子，以行气降逆平冲等。

备注：中桂枝温肺化饮，通阳下气，平喘止咳，助肺气以通调水道；茯苓健脾渗湿；五味子收敛肺气，使肺气下行以肃降，调和肺气宣降；甘草益肺气，和中气。

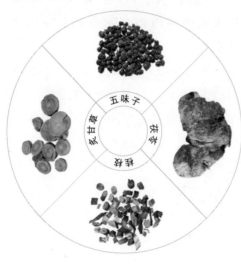

温服。

加减：若痰多欲呕者，加半夏以温化寒痰，降逆止呕；咳甚喘急者，加杏仁、厚朴以降气止咳；脾虚食少者，可加人参、白术、陈皮等以益气健脾。

备注：方以干姜为君，既温肺散寒以化饮，又温运脾阳以化湿。臣以细辛，取其辛散之性，温肺散寒，助干姜温肺散寒化饮之力；复以茯苓健脾渗湿，化饮利水，一以导水饮之邪从小便而去，一以杜绝生饮之源，合干姜温化渗利，健脾助运。为防干姜、细辛耗伤肺气，又佐以五味子敛肺止咳，与干姜、细辛相伍，一温一散一敛，使散不伤正，敛不留邪，且能调节肺司开合之职，为仲景用以温肺化饮的常用组合。使以甘草和中调药。

《苓甘五味姜辛汤方》

苓甘五味姜辛汤，温肺化饮常用方，半夏杏仁均可加，寒痰水饮咳嗽康。

处方：茯苓12克，干姜9克，细辛3克，甘草、五味子各6克。

功能主治：温肺化饮。治咳逆。寒饮内停，咳嗽痰稀，喜唾，胸满喘逆，舌苔白滑，脉沉迟。

用法用量：上药五味，以水800毫升，煮取300毫升，去滓，分三次

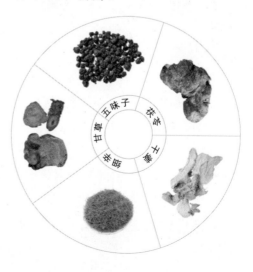

桂苓五味甘草去桂加姜

咳满平时渴又加，旋而不渴饮余邪，
冒而必呕半升夏，增入前方效可夸。

处方：茯苓、五味子、半夏各12克，甘草、细辛、干姜各6克。

功能主治：去胃中之饮。逐饮止呕。主支饮者法当冒，冒者必呕。肺寒留饮，咳嗽痰多，清稀色白，头昏目眩，胸满呕逆，舌苔白腻，脉沉弦滑。

用法用量：上六味，以水8升，

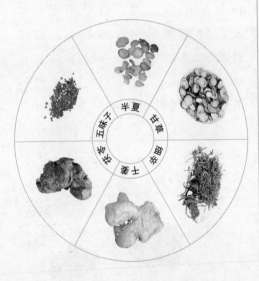

煮取3升，去滓。温服0.5升，1日3次。

备注：方中干姜温肺化饮。细辛温肺散寒，温阳化饮；半夏降逆化痰，醒脾燥湿；五味子收敛肺气；茯苓渗湿化饮，健脾和胃；甘草益气和中。

药材档案

五味子

别名：玄及、会及、五味、五梅子、北五味、南五味、南五味子、北五味子、华中五味子。

来源：本品为木兰科多年生落叶木质藤本植物五味子的干燥成熟果实。

药材特征：本品呈不规则的球形或扁球形，直径5～8毫米。表面红色、紫红色或暗红色，皱缩，显油润；有的表面呈黑红色或出现"白霜"。果肉柔软，种子1～2，肾形，表面棕黄色，有光泽，种皮薄而脆。果肉气微，味酸；种子破碎后，有香气，味辛、微苦。

性味归经：酸、甘，温。归肺、心、肾经。

功能主治：收敛固涩，益气生津，补肾宁心。用于久嗽虚喘，久泻不止，梦遗滑精，遗尿尿频，自汗盗汗，津伤口渴，内热消渴，胸中烦热，心悸失眠。

用量用法用量：内服：2～6克，煎服；或研末服每次1～3克。

苓甘五味加姜辛仁汤方

咳轻呕止肿新增，面肿须知肺气凝，
前剂杏加半升煮，可知一味亦规绳。

处方：茯苓、五味、半夏、杏仁（去皮尖）各12克，甘草、干姜、细辛各9克。

功能主治：温肺化饮，降气消肿。支饮，水去呕止，其人形肿。

用法用量：上七味，以水1000毫升，煮取300毫升，去滓。温服50毫升，1日3次。

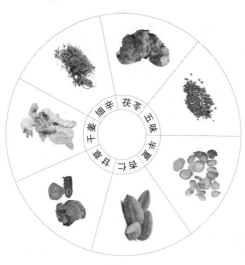

加减：若气喘明显者，加苏子、前胡，以降肺平喘；若咳嗽明显者，加紫菀、桔梗，以宣降肺气止咳等。

备注：方中干姜温肺散寒，通阳化饮，温达胸中气机。细辛散寒化饮。

半夏燥湿化痰。杏仁肃降肺气以平喘，通调水道以消肿满。五味子收敛肺气，使肺气清肃以内守。茯苓渗湿，以断绝饮生之源。甘草益气健脾，补肺祛痰。

苓甘五味加姜辛半杏大黄汤方

面热如醉火邪狭，前剂仍增三两黄，
驱饮辛温药一派，别能攻热制阳光。

处方：茯苓、五味子、半夏、杏仁各12克，甘草、干姜、细辛各9克，大黄6克。

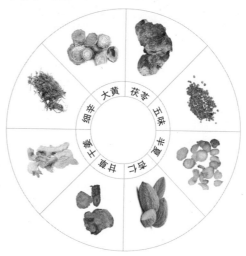

功能主治：咳逆倚息不得卧。若面热如醉，此为胃热上冲熏其面。

用法用量：上八味，以水1000毫

升，煮取300毫升，去滓。温服50毫升，
1日3次。

加减：若胃热明显者，加石膏、
知母，以清泻胃热；若大便不畅者，
加大黄、芒硝，以泻热通便等。

备注：方中干姜温肺化饮；杏仁
降逆止咳。细辛散寒化饮；半夏燥湿
化饮；五味子收敛肺气，使肺气宣散
而不浮越，使肺气肃降而不走泄，使
肺气以宣发肃降；茯苓渗湿，使水湿
从小便而去，健脾益气；大黄清泻胃
中邪热，使热从下去；甘草益气而补肺，
缓辛热之燥烈，制大黄之峻泻。

【本篇精华】

1. 论述厥阴病与消渴病的症状表现及治疗方法；
2. 论述淋病的症状及治疗方法；
3. 论述小便不利的治疗方法。

【原文】→【译文】

厥阴之为病，消渴，气上冲心，心中疼热，饥而不欲食，食即吐，下之不肯止。

患厥阴病，症状表现为：口渴而饮水不停，气逆向上冲心，心中疼痛灼热，感觉饥饿却又不想进食，食后又吐出。如果误用下法治疗，就会导致腹泻不止。

寸口脉浮而迟，浮即为虚，迟即为劳，虚则卫气不足，劳则荣气竭。趺阳脉浮而数，浮即为气，数即为消谷而大坚，气盛则溲数，溲数即坚，坚数相搏，即为消渴。

如果寸口部出现浮迟的脉象，浮脉表示为虚证，迟脉表示为虚劳证，虚属于卫气不足，劳则属于营气衰竭。

如果趺阳脉出现浮数的脉象，浮脉表示为胃中邪气充盛，数脉表示为胃热，胃热则消谷善饥而大便坚硬，胃中邪气充盛，则水湿渗于膀胱而小便频数，小便频数则大便更为坚硬，小便频数与大便坚硬同时出现，就属于消渴病。

男子消渴，小便反多，以饮一斗，小便一斗，肾气丸主之。

男子患消渴病，由于肾气衰微，不能蒸腾化气以摄水，水尽趋于下，因此小便反而增多，喝水1斗，也小便1斗，应当服用肾气丸治疗。

脉浮，小便不利，微热，消渴者，宜利小便、发汗，五苓散主之。

出现脉浮，轻度发热，表示表邪未尽；小便不通利，表示膀胱气化功能失司；极度口渴的，表示津液不能正常输布，由于表里同病，故应当用利小便与发汗法，以五苓散治疗。

渴欲饮水，水入则吐者，名曰水逆，

五苓散主之。

口渴想要喝水，是因膀胱气化失司，导致津液不能上输所致；由于水湿停滞于胃，因而饮入后又吐出的，称为水逆证，应当服用五苓散治疗。

【注释】

①水入：饮入水。

渴欲饮水不止者，文蛤散主之。

由于里热未消，口渴而饮水不止的，应当服用文蛤散（清热润下，生津止渴）治疗。

《文蛤散方》

文蛤散中用五两，主治湿热营卫证，脾胃湿热亦可用，临证加味功效增。

处方：文蛤五两（味咸寒）。

功能主治：伤寒病在阳，应以汗解之，反以冷水潠之，若灌之，其热被劫不得去，弥更益烦，肉上粟起，意欲饮水反不渴者；渴欲饮水不止者。

用法用量：上为散。每次2克，以沸汤50毫升和服。

加减：若热郁者，加石膏、知母，以清解郁热；若肌肤疹者，加玄参、升麻，以凉血透疹；若口渴者，加天花粉、芦根，以清热生津；若湿疮者，加滑石、甘草，以利湿清热解毒等。

备注：方中文蛤味苦性寒而燥，寒则清热，苦则燥湿，苦寒相用，以

愈湿郁营卫证。

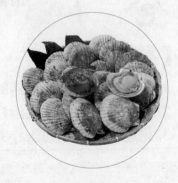

文蛤

淋之为病，小便如粟状①，小腹弦急②，痛引脐中。

患淋病，症状表现为：小便不通畅，排尿频数而量少，且有犹如粟状般的东西点滴而出，小腹拘急紧张，疼痛牵引到脐中。

【注释】

①小便如粟状：指小便排出粟状之物。

②弦急：拘急。

趺阳脉数，胃中有热，即消谷引食，大便必坚，小便即数。

趺阳脉出现数脉，胃中有邪热，则会出现消谷善饥，大便必定坚硬，小便必定次数增多。

淋家不可发汗，发汗则必便血①。

患淋病，不可妄用发汗法，否则就会出现尿血的症状。

【注释】

①便血：这里是指尿血。

小便不利者，有水气，其人若渴，瓜蒌瞿麦丸主之。

饮服三丸，日三服，不知，增至七八丸，以小便利，腹中温为知①。

由于肾阳亏虚不足，膀胱气化失司，故小便不通利；由于水饮停滞于内，津液不能上承，上焦反而生燥热，故十分口渴，应当用瓜蒌瞿麦丸治疗。

每次用开水送服 3 丸，1 日 3 次。如果无效，将药量增到 7～8 丸，直到小便通利，腹中温暖为止。

【注释】

①知：病愈。

◆ 瓜蒌瞿麦丸方 ◆

小便不利渴斯成，肺水留中液不生，
三两薯苓瞿一两，一枚附子二蒌行。

处方：瓜蒌根 6 克，茯苓、薯蓣各 9 克，附子 5 克（炮），瞿麦 3 克。

制法：上五味，研末，炼蜜丸，梧桐子大。

功能主治：温肾利水，生津润燥。治肾不化气，水气内停，小便不利，其人苦渴。

用法用量：每服 3 丸，一日三次，温开水送下；不知，增至 7～8 丸。以小便利，腹中温为知。

备注：本方所治小便不利，是因肾阳不足为患。方中附子温肾壮阳，以助膀胱之气化，肾阳充足，膀胱气化有权，小便自然通利；配伍茯苓淡渗利水，山药润燥止渴，使水湿下行，津液上承，则小便利，口渴止，又用瓜蒌根生津润燥，瞿麦以增强通利水道之功，二味性寒，又可监制附子之燥热，以期助阳而不伤阴。五药相配，具有补肾阳，利小便，生津液，止口渴的效果。

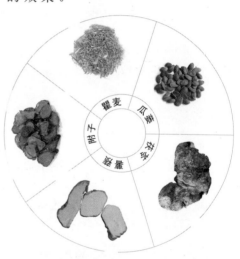

小便不利，蒲灰散主之，滑石白鱼散、茯苓戎盐汤并主之。

由湿热蕴结，膀胱气化不行所引起的小便不通利，可以用蒲灰散治疗，或用滑石白鱼散、茯苓戎盐汤治疗。

◆ 蒲灰散方 ◆

小便不利用蒲灰，平淡无奇理备该，
半分蒲灰三分滑，能除湿热莫疑猜。

处方：蒲灰52.5克，滑石22.5克。

功能主治：清热利湿。湿热引起的小便不利，小腹急胀，尿道疼痛。

用法用量：上二味，杵为散。每服6克，白饮送服，1日3次。

备注：蒲灰（生用）功能凉血、化瘀、消肿，滑石善于利湿清热，合而成方，具有化瘀利窍泄热之功。

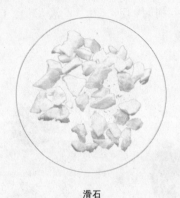

滑石

《滑石白鱼散方》

滑石余灰与白鱼，专司血分莫踌躇，
药皆平等擂调饮，水自长流不用疏。

处方：滑石、乱发（烧存性）、白鱼各15克。

制法：上三味，杵为散。

功能主治：治消渴，小便不利，或有血尿者。

用法用量：以米饮送服1.5克，日三服。

加减：若小便不利甚者，加茯苓、猪苓、蒲黄，以通利小便；若小腹胀

痛者，加桂枝、桃仁、枳实，以温化行气除胀；若结石者，加金钱草、石苇、鸡内金，以利水化石；若小便疼痛者，加生甘草、竹叶，以凉血通利止痛等。

备注：方中滑石清膀胱热结，利膀胱湿聚，通利小便，除淋涩痛；乱发活血而化瘀，利窍而祛湿；白鱼利水散瘀，长于利水。

《茯苓戎盐汤方》

一枚弹大取戎盐，茯用半斤火自潜，
更有白术二两佐，源流不滞自濡沾。

处方：茯苓半斤，白术2两，戎盐（弹丸大）1枚。

功能主治：益肾健脾利湿。主小便不利。

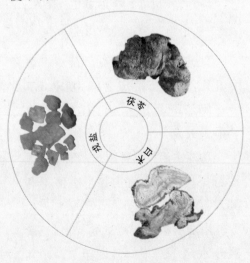

茯苓 白术 戎盐

用法用量：先将茯苓、白术煎成，入戎盐再煎，分3次温服。

加减：若气虚者，加人参、白术，以益气健脾燥湿；若热甚者，加栀子、泽泻，以清热燥湿利湿等。

备注：方中茯苓渗利小便，通窍泄浊淋，祛湿利气机；白术健脾益气燥湿，使水湿得以运化；戎盐（青盐）味咸气寒，入少阴肾以治实热，善利膀胱湿热，通肾窍而主小便不利，泄湿热而止溺血。

渴欲饮水，口干舌燥者，白虎加人参汤主之。

由于邪热壅滞于内，胃腑实热炽盛，邪热耗伤津液，因而口渴想要喝水，口干舌燥的，应当服用白虎加人参汤治疗。

脉浮发热，渴欲饮水，小便不利者，猪苓汤主之。

出现浮脉、发热，并不是表邪未解，而是由于里热蒸灼于内所致，故口渴想要喝水；由于水湿与邪热壅结，导致膀胱气化不行，故小便不通利的，应当服用猪苓汤治疗。

引水，或下利，咳而呕渴，心烦不得眠者。

用法用量：以水800毫升，先煮四味，取400毫升，去滓，入阿胶烊消，分二次温服。

备注：方中以猪苓，茯苓渗湿利水为君；滑石，泽泻通利小便，泄热于下为臣，君臣相配，既能分消水气，又可疏泄热邪，使水热不致互结；更以阿胶滋阴为佐，滋养内亏之阴液。诸药合用，利水而不伤阴，滋阴而不恋邪，使水气去，邪热清，阴液复而诸症自除。

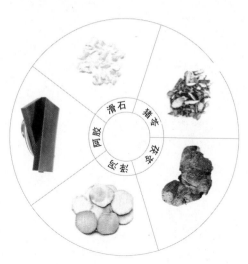

猪苓汤方

猪苓汤用猪茯苓，泽泻滑石阿胶并，
小便不利兼烦渴，利水养阴热亦平。

处方：猪苓（去皮）、茯苓、泽泻、阿胶、滑石（碎）各9克。

功能主治：滋阴清热利水。治水热互结，邪热伤阴所致的发热，渴欲

药材档案

阿胶

别名：驴皮胶、傅致胶、盆覆胶。

来源：本品为马科动物驴的皮经煎煮，浓缩而制成的固体胶。

药材特征：本品呈长方形块、方

形块或丁状。黑褐色，有光泽。质硬而脆，断面光亮，碎片对光照视呈棕色半透明状。气微，味微甘。

性味归经：甘，平。归肺、肝、肾经。

功能主治：补血滋阴，润燥，止血。用于血虚萎黄，眩晕心悸，肌痿无力，心烦不眠，虚风内动，肺燥咳嗽，劳嗽咯血，吐血尿血，便血崩漏，妊娠胎漏。

用量用法用量：内服：3～9克，烊化兑服。

卷中

水气病脉证并治第十四

（论七首 脉证五条 方八首）

【本篇精华】

1. 论述水气病的五种分类及症状表现；
2. 论述水气病的治疗方法。

【原文】→【译文】

师曰：病有风水，有皮水，有正水，有石水，有黄汗。风水，其脉自浮，外证骨节疼痛，恶风；皮水，其脉亦浮，外证胕肿①，按之没指，不恶风，其腹如鼓，不渴，当发其汗；正水，其脉沉迟，外证自喘；石水，其脉自沉，外证腹满不喘；黄汗，其脉沉迟，身发热，胸满，四肢头面肿，久不愈，必致痈脓。

老师说：水气病可以分为风水、皮水、正水、石水、黄汗等五种。

风水病的脉象浮，外证表现为全身骨节疼痛而怕风；皮水病的脉象亦浮，外证表现为身体浮肿，用手按压皮肤凹陷不起，不怕风，腹部胀大如鼓，口不渴，应当用发汗法治疗；正水的脉象沉迟，外证表现为气喘；石水的脉象沉，外证表现为腹部胀

满但不喘；黄汗病的脉象沉迟，身体发热，胸部胀满，四肢皮肤与头面浮肿，如果久病不愈，必定会导致痈脓。

【注释】

①胕肿：指皮肤浮肿。

脉浮而洪，浮则为风，洪则为气，风气相搏。风强①则为隐疹②，身体为痒，痒为泄风③，久为痂癞④；气强⑤则为水，难以俯仰。风气相击，身体洪肿，汗出乃愈。恶风则虚，此为风水；不恶风者，小便通利，上焦有寒，其口多涎，此为黄汗。

出现浮洪的脉象，浮脉表示为感受风邪，洪脉表示为水气充盛，风邪与水气相互搏击；如果风邪胜于水气，就会出现瘾疹，身体发痒的症状，痒是风邪外透的表现，称为泄风，如果久病不愈，则会形成痂癞；如果水气

胜于风邪，就会形成水气病，症状为身体俯仰困难。

风邪与水气互相搏击，就会出现全身浮肿，此时可以用发汗法治疗。

怕风表示卫气亏虚，属于风水病；不怕风，小便通利的，表示上焦有寒，口中涎沫多，属于黄汗病。

【注释】

①风强：指风邪盛。

②隐疹：瘾疹，因外受风邪而诱发，以皮肤出现小丘疹且瘙痒为主症，类似"风疹"病。

③泄风：因瘾疹身痒，是风邪外泄的现象。

④痂癞：一种顽固性的皮肤病，化脓结痂，有如癞疾。

⑤气强：水气盛。

寸口脉沉滑者，中有水气，面目肿大，有热，名曰风水。视人之目窠上微拥①，如蚕新卧起状，其颈脉②动，时时咳，按其手足上，陷而不起者，风水。

寸口部出现沉滑的脉象，表示体内有水气，面目浮肿，发热，称为风水；患者的双眼睑出现微肿，像是睡眠后刚醒来一般，颈部的脉管跳动，时常咳嗽，用手按压其手脚的皮肤则凹陷不起，属于风水病。

【注释】

①目窠上微拥：指两眼睑微肿。

②颈脉：指足阳明人迎脉，在结喉两旁。

太阳病，脉浮而紧，法当骨节疼痛，反不疼，身体反重而酸，其人不渴，汗出即愈，此为风水。恶寒者，此为极虚，发汗得之。渴而不恶寒者，此为皮水。身肿而冷，状如周痹①，胸中窒，不能食，反聚痛，暮躁不得眠，此为黄汗，痛在骨节。咳而喘，不渴者，此为脾胀，其状如肿，发汗即愈。然诸病此者，渴而下利，小便数者，皆不可发汗。

患太阳病，出现浮紧的脉象，理应兼有骨节疼痛，如今非但不痛，身体反而沉重且酸，口不渴，如果出汗后则病可以好转，这属于风水病。

如果出现怕冷的症状，是因为身体极度虚弱时，又因误汗损伤卫阳的缘故。

口渴而不怕冷的，属于皮水病。全身浮肿而又怕冷的，症状类似于周痹病，症状表现为胸中憋闷，不能进食，骨节疼痛，傍晚时烦躁不安，不能入眠，属于黄汗病。咳嗽而又气喘，口不渴的，属于脾胀病。症状类似于水肿病，用发汗法治疗则可以痊愈。治疗这些患水气病的人，不论是口渴而腹泻，或是小便次数较多的，都不可以用发汗法治疗。

【注释】

①周痹：病名，痹证的一种，病

在血脉之中，其症状表现为疼痛偏于一侧，能够上下游走，而左右则不移动。

里水者，一身面目黄肿①，其脉沉，小便不利，故令病水。假如小便自利，此亡津液，故令渴也。越婢加术汤主之。

患皮水病，面目与全身都浮肿，脉象沉，小便不通利，导致水湿滞留因而形成水气病。如果小便通利，则是因水去而津液受损，因此出现口渴的症状，应当服用越婢加术汤治疗。

【注释】

①黄肿：水在皮内，色黄肿胀，此与皮水不同。

跌阳脉当伏，今反紧，本自有寒，疝瘕①腹中痛，医反下之，下之即胸满短气。跌阳脉当伏，今反数，本自有热，消谷，小便数，今反不利，此欲作水。

跌阳脉象应当出现伏脉，如今反而出现紧脉，这是因为体内有寒邪壅聚的缘故，例如寒邪、疝瘕、腹中痛等病，医生却误用下法，攻下后立即感到胸部胀满，呼吸气短。

跌阳脉的脉象应当出现伏脉，如今反而出现数脉，这是因为体内有热邪壅聚的缘故，因此食物消化得很快，小便频数；如果小便反而不通利的，表示将要发生水气病。

【注释】

①疝瘕：指腹痛有块的证候，由

寒气引起，故积块或聚或散，没有定处。

寸口脉浮而迟，浮脉则热，迟脉则潜①，热潜相搏②，名目沉。跌阳脉浮而数，浮脉即热，数脉即止，热止相搏，名曰伏。沉伏相搏，名曰水。沉则脉络虚，伏则小便难，虚难相搏，水走皮肤，即为水矣。

如果寸口出现浮迟的脉象，浮脉表示为邪热，迟脉表示为潜藏，热与潜相合，称为沉。

如果跌阳脉出现浮数的脉象，浮脉表示为邪热，数脉表示为水谷精微停滞而不能运化，热与壅滞之水谷相合，称为伏；沉与伏相合，称为水；沉表示络脉空虚，伏表示小便困难，络脉空虚与小便困难相合，以致水邪泛溢于肌肤，就会形成水气病。

【注释】

①潜：潜藏，指热邪潜入营血之中。

②搏：相聚合之意。

寸口脉弦而紧，弦则卫气不行，即恶寒，水不沾流①，走于肠间。

少阴脉紧而沉，紧则为痛，沉则为水，小便即难。

如果寸口部出现弦紧的脉象，弦脉表示为卫气运行不畅，因此怕冷，水液不能正常运行，而下注于肠间。

如果少阴部出现紧沉的脉象，紧脉表示为痛证，沉脉表示为有水，因而小便困难。

【注释】

①水不沾流：水不随气运行。

脉得诸沉，当责有水，身体肿重。水病脉出①者，死。

出现沉脉的，应当兼有水气，以及身体肿胀而沉重，如果患水病而脉象暴出无根的，属于死证。

【注释】

①脉出：指脉暴出而无根，上有而下绝无。

夫水患者，目下有卧蚕，面目鲜泽①，脉伏，其人消渴。病水腹大，小便不利，其脉沉绝者，有水，可下之。

患水气病，眼胞出现浮肿，好像蚕卧在上面一样，脸面与双眼光亮润泽，脉伏，表示属于容易口渴，饮水很多的消渴病。

如果腹部肿大，小便不通利，脉象沉绝的，表示内里有水气停聚，可以用攻下法治疗。

【注释】

①鲜泽：肤色光亮。

问曰：病下利后，渴饮水，小便不利，腹满因肿者，何也？答曰：此法当病水，若小便自利及汗出者，自当愈。

问：患腹泻后，出现口渴饮水，小便不通利，腹部胀满而阴部水肿的，

这是什么原因呢？老师回答：按道理应当要出现水气病；如果小便通畅，兼有出汗的，则病情会自行痊愈。

心水者，其身重而少气，不得卧，烦而躁，其人阴肿①。

患心水病，会出现身体沉重，呼吸少气，不能平卧，心烦躁动不安，前阴部肿胀等症状。

【注释】

①阴肿：前阴肿胀。

肝水者，其腹大，不能自转侧，胁下腹痛，时时津液微生，小便续通①。

患肝水病，会出现肚腹肿大，不能自由转动，胁下与腹部疼痛，口中常有少许的津液，小便时通时闭等症状。

【注释】

①小便续通：指小便断续通畅，即时通时不通。

肺水者，其身肿，小便难，时时鸭溏。

患肺水病，会出现身体浮肿，小便困难，大便时常溏泻如同鸭粪一般等症状。

脾水者，其腹大，四肢苦重，津液不生，但苦少气，小便难。

患脾水病，会出现腹部胀大，四肢沉重，口中没有津液，少气，小便艰难等症状。

肾水者，其腹大，脐肿腰痛，不得溺，阴下湿如牛鼻上汗，其足逆冷，面反瘦。

患肾水病，会出现腹部肿大，肚脐肿胀，腰痛，小便不通畅，阴部潮湿如同牛鼻上的湿汗一般，两脚逆冷，面部反而消瘦等症状。

师曰：诸有水者，腰以下肿，当利小便；腰以上肿，当发汗乃愈。

老师说：治疗水肿病，对于腰部以下浮肿的，应当用利小便法治疗；对于腰部以上浮肿的，应当用发汗法治疗，病就会好。

师曰：寸口脉沉而迟，沉则为水，迟则为寒，寒水相搏。趺阳脉伏，水谷不化，脾气衰则鹜溏，胃气衰则身肿。少阳脉卑，少阴脉细，男子则小便不利，妇人则经水不通。经为血，血不利则为水，名曰血分。

老师说：如果寸口部出现沉迟的脉象，沉脉表示为有水，迟脉表示为有寒，寒与水相互搏结为害；如果趺阳脉出现伏脉，表示饮食不能消化，脾气虚衰则出现大便溏泻，胃气虚衰则出现身体浮肿；如果少阳脉出现沉而弱的脉象（少阳脉指耳门微前上方部位之脉，脉卑指按之沉而弱，表示营血不足），少阴脉出现细脉，在男子就会出现小便不通利，在妇人就会出现经水不通，月经的来源为血，经血不通就会形成水气病，称为血分。

问曰：病有血分水分，何也？师曰：经水前断，后病水，名曰血分，此病难治；先病水，后经水断，名曰水分，此病易治。何以故？去水，其经自下。

问：病证有血分与水分的区别，这是什么原因？

老师回答：如果月经先断绝，然后才患水肿病，这是由于瘀血阻滞水道所致，称为血分，这种病很难治疗；如果患水肿病，然后才月经断绝，这是由于水液阻滞血道所致，称为水分，这种病容易治愈。这是什么原因？只要先消退水肿，则月经自然通畅。

问曰：病者苦水①，面目身体四肢皆肿，小便不利，脉之②，不言水，反言胸中痛，气上冲咽，状如炙肉③，当微咳喘。审如师言，其脉何类④？师曰：寸口沉而紧，沉为水，紧为寒，沉紧相搏，结在关元⑤，始时当微，年盛⑥不觉。阳衰⑦之后，营卫相干⑧，阳损阴盛，结寒微动，肾气⑨上冲，喉咽塞噎⑩，胁下急痛。医以为留饮而大下之，气击⑪不去，其病不除。后重吐之，胃家虚烦，咽燥欲饮水，小便不利，水谷不化，面目手足浮肿。又以葶苈丸下水，当时如小差，食饮过度，肿复如前，胸胁苦痛，象若奔豚，其水扬溢，则浮咳喘逆⑫。当先攻击冲气令止，乃治咳，咳止，其喘自差。先治新病⑬，病当在后。

问：患水气病的患者，面目与身体四肢都浮肿，小便不通畅，诊脉时认为此证并不是水气病，患者反而提到胸中疼痛，气逆上冲到咽部，咽中好像有块肉梗塞一般，还会轻微咳嗽气喘。如果根据老师的看法，此证的脉象应当如何？

老师回答：如果寸口部出现沉紧的脉象，脉沉表示为有水，脉紧表示为有寒，沉紧相合，寒水交结，积聚于下焦关元，由于初病时比较轻微，年轻气盛时，并不会感觉异样；等到年老体弱时，由于营卫不调，阳虚而阴盛，导致阴寒内盛，下焦的寒水随着肾气上冲，以致引起咽喉部梗塞，胁下拘急疼痛。

医生误认为是留饮，使用大量泻下药来攻下，但气逆依旧不降，寒水依旧不去，医生又再用吐法，损伤胃气，导致胃气亏虚而烦闷，咽喉干燥想喝水，小便不通利，饮食不消化，水谷精微不能运化，因此面目与手脚浮肿。

医生又用葶苈丸泻水，起初水肿虽然可以稍微消退，但如果稍有不慎，食饮过度，浮肿又恢复与以前一样，兼有胸胁部苦于疼痛，症状如同奔豚病发作一般，水气随着逆气上迫于肺，

则出现咳嗽、气喘。治疗时，应当先降其冲逆之气，等待冲气平息后，再治咳嗽，咳嗽停止，则喘息自然痊愈。必须先治冲气、咳嗽、气喘等新病，然后再治水气病这一旧病。

【注释】

①苦水：患水气病，或为水气病所苦。

②脉之：脉，即诊断之意；之，指患者。

③状如炙肉：形容冲气发作时的症状，患者自觉咽中像有烤肉块阻塞一样，吞之不下，吐之不出。

④其脉何类：患者的上述证候，应当如何来分析呢？即上述证候产生的机制何在？

⑤关元：任脉俞穴之一，在脐下三寸处。

⑥年盛：指壮年之时。

⑦阳衰：即阳气衰减之时，一般指女子五七（三十五岁）、男子六八（四十八岁）以后，其时阳明脉始衰。

⑧营卫相干：干，忤也。即指营卫之气不相和谐。

⑨肾气：指下焦阴寒水饮之气。

⑩喉咽塞噎：指咽喉阻塞不畅，甚至影响呼吸和饮食。

⑪气击：指气上冲击于咽喉、胸胁，即冲气发作时的证候表现。

⑫浮咳喘逆：指浮肿、咳嗽、喘促、

冲气上逆四个症状。

⑬病：指水气病。前句新病指冲气、咳喘病。

> 风水，脉浮身重，汗出恶风者，防己黄芪汤主之。腹痛加芍药。

患风水病，由于水湿在表，故脉浮；由于水湿溢于肌肤，故身体沉重；由于气虚不能固表，故汗出怕风，应当服用防己黄芪汤治疗。腹部疼痛加芍药。

> 风水恶风，一身悉肿①，脉浮不渴，续自汗出，无大热，越婢汤主之。

患风水病，由于风邪侵犯肌表，肺气不宣，故怕风、脉象浮；肺之通调水道功能失司，津液停聚泛溢于肌表，故全身浮肿；风邪在表，里无大热，故口不渴、全身没有大热；风为阳邪，风水搏结于表，郁而化热，故不断地自汗而出，应当服用越婢汤治疗。

【注释】

①一身悉肿：全身浮肿。

《越婢汤方》

一身悉肿属风多，水为风翻涌巨波。
二草三姜十二枣，石膏八两六麻和。

处方：麻黄12克，石膏25克，生姜9克，甘草6克，大枣15枚。

功能主治：宣肺泄热，散水消肿。

治风水恶风，一身悉肿，自汗不渴，无大热，脉浮。现用于急慢性肾炎而见上述症状者。

用法用量：上药以水1.2升，先煮麻黄，去上沫，纳诸药，煮取600毫升，分三次温服。

加减：若阳郁恶寒明显者，加附子、泽泻，以温阳利水；若水气明显者，加白术、茯苓，以健脾燥湿，利湿制水；若咽喉肿痛者，加牛蒡子、薄荷、连翘，以清热解毒，利咽消肿；若大便干结者，加大黄、芒硝，以泻热通便等。

备注：方中麻黄、生姜宣肺气，散水湿；石膏清泄肺中之热；甘草、大枣和中养脾。诸药合用，共奏宣肺泄热，散水消肿之功。

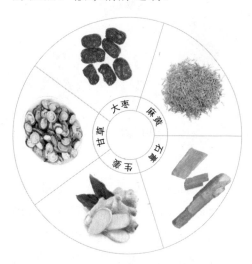

> 皮水为病，四肢肿，水气在皮肤中，四肢聂聂动①者，防己茯苓汤主之。

患皮水病,四肢浮肿,这是由于水气流溢在皮肤中,故四肢肌肉轻微跳动,应当服用防己茯苓汤治疗。

【注释】

①聂聂动:形容其动而轻微。

《防己茯苓汤方》

四肢聂聂动无休,皮水情形以此求,
己桂芪三草二两,茯苓六两砥中流。

处方:防己、黄芪、桂枝各3两,茯苓6两,甘草2两。

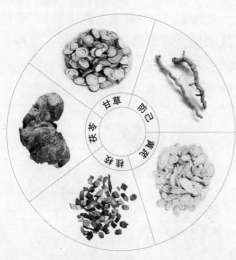

功能主治:茯苓性味甘淡平,入心、肺、脾经。具有渗湿利水,健脾和胃,宁心安神的功效。可治小便不利,水肿胀满,痰饮咳逆,呕逆,恶阻,泄泻,遗精,淋浊,惊悸,健忘等症。茯苓之利水,是通过健运脾肺功能而达到的,与其它直接利水的中药不同。

苓桂术甘汤、四君子汤、四苓汤等均是有茯苓配伍的常用方剂。

用法用量:以水6升,煮取2升,分温3服。

里水,越婢加术汤主之,甘草麻黄汤亦主之。

温服一升,重复汗出,不汗,再服,慎风寒。

患皮水病,表实无汗且兼夹杂里热者,应当服用越婢加术汤治疗。如果无热者,可以用甘草麻黄汤治疗。

每次温服1升,盖厚被,使身体出汗;如果不出汗,必须再服1次。应当避免感受风寒。

《甘草麻黄汤方》

里水原来自内生,一身面目肿黄呈,
甘须二两麻黄四,气到因知水自行。

处方:甘草6克,麻黄12克。

功能主治:治里水。身体面目悉肿,腰以上肿甚,身微热,口不渴,无汗,小便不利者。

用法用量:上二味,以水500毫升,先煮麻黄,去上沫,纳甘草,煮取300毫升,温服150毫升,重复汗出,不汗再服。药后注意避免风寒。

加减:若腹满者,加厚朴、生姜,以行气消胀;若食少者,加扁豆、薏苡仁,以健脾化湿和胃等。

备注:方中甘草补中益气,调和脾胃之气;麻黄发越脾胃郁阳,宣畅脾胃气机。

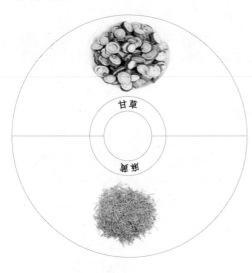

水之为病，其脉沉小，属少阴；浮者为风；无水，虚胀者，为气。水，发其汗即已。脉沉者，宜麻黄附子汤；浮者，宜杏子汤。

杏子汤方（未见，恐是麻黄杏仁甘草石膏汤）。

患水气病，脉象沉小的，属于少阴。脉浮的表示为风；没有水气而虚胀的，表示为气病。患水气病，发汗后就能痊愈。脉象沉的，应当服用麻黄附子汤治疗；脉象浮的，应当服用杏子汤治疗。

《麻黄附子汤方》

麻黄附子甘草汤，温补阳气能解表，
太阳伤寒阳虚证，心肾水气亦能调。

处方：麻黄9克，甘草6克，附子3克（炮）。

功能主治：散寒温阳，利水消肿。治肾阳不足，身面浮肿，气短，小便不利，脉沉小。

用法用量：上三味，用水700毫升，先煮麻黄，去上沫，纳诸药，煮取300毫升，分二次温服。

加减：小便不利者，加桂枝、茯苓，以温通利尿；水肿甚者，加白茅根、浮萍、防己，以消肿利水。

备注：方中麻黄发汗解表，温阳散寒，行水散水。附子温煦阳气，温化水气。甘草益气和阳，辛甘化阳补阳。

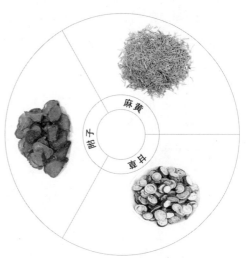

厥而皮水者，蒲灰散主之。

患皮水病，如果湿热炽盛，阻遏气机，阳气不能布达于四肢，故出现四肢逆冷，应当服用蒲灰散治疗。

问曰：黄汗之为病，身体肿，发热汗出而渴，状如风水[①]，汗沾衣，色正黄如柏汁，脉自沉，何从得之？

师曰：以汗出入水中浴，水从汗孔入得之，宜芪芍桂酒汤主之。

温服一升，当心烦，服至六七日乃解。若心烦不止者，以苦酒阻故也。

问：患黄汗，出现身体浮肿，发热汗出而口渴，症状类似于风水病，汗出沾衣，颜色黄如柏汁一般，脉象沉，这是如何患得的呢？

老师回答：这是由于出汗后，又浸入水中洗浴，水湿从汗孔渗入肌肤所致，应当服用黄芪芍桂酒汤治疗。

每次温服1升，应该会出现心烦，服药到6～7天，病情就会好转。如果心烦不止的，是因为苦酒味酸收敛，服用过度，导致湿阻于内，故而心烦。

【注释】

①风水：病名的一种。

《黄芪芍桂苦酒汤方》

黄汗脉沉出汗黄，水伤心火郁成殃，
黄芪五两推方主，桂芍均三苦酒裹。

处方：黄芪 15 克，芍药、桂枝各 9 克。

功能主治：益气祛湿，和营泻热。治黄汗。身体肿，发热汗出而渴，状如风水，汗沾衣，色正黄如柏汁，脉沉。

用法用量：上三味，以苦酒 200 克，水 1.4 升相和，煮取 600 毫升，每次温服 200 毫升。当心烦，服至六七口乃解。

加减：若湿热明显者，加苦参、黄柏，以清热燥湿；若心烦者，加栀子、知母，以清心除烦；若瘙痒者，加地肤子、蛇床子，以除湿止痒等。

备注：方中黄芪益气固表；重用苦酒（食醋）清泄湿热；桂枝通经散邪，通达腠理，和畅营卫；芍药泄热和营敛汗。

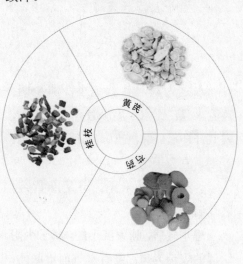

黄汗之病，两胫自冷。假令发热，此属历节。食已汗出，又身常暮盗汗出者，此劳气也。若汗出已，反发热者，久久其身必甲错；发热不止者，必生恶疮。若身重，汗出已辄轻①者，久久必身瞤。瞤即胸中痛，又从腰以上必汗出，下无汗，腰髋弛痛②，如有物在皮中状，剧者不能食，身疼重，烦躁，小便不利，此为黄汗。桂枝加黄芪汤主之。

温服一升，须臾饮热稀粥一升余，以助药力，温服取微汗；若不汗，更服。

患黄汗病，症状应当表现为两小腿寒冷，如果小腿反而发热的，则属于病节病。如果进食后出汗，又经常在晚上睡眠时身体出汗较多的，属于虚劳病。

如果汗出后，反而发热的，日久则身上肌肤粗糙得像鳞甲一般，长期发热不止的，一定会形成恶疮。

如果身体沉重，出汗后，身体感到轻松的，日久必然出现肌肉瞤动，胸中疼痛，并且从腰以上出汗，腰部以下没有汗，腰髋部胀痛，好像有虫在皮肤里面爬行一样；严重的不能吃东西，身体疼痛沉重，烦躁，小便不通畅，属于黄汗病，应当服用桂枝加黄芪汤治疗。

温服1升，过一会儿，再喝热稀粥1升多，以帮助药力，盖被取暖使身体微微出汗，如果不出汗，再服1次。

【注释】

①辄轻：辄：总是，就。辄轻，即感觉轻快。

②腰髋弛痛：腰髋部筋肉松弛无力而痛。

◀ 桂枝加黄芪汤方 ▶

黄汗都由郁热来，历详变态费心裁，
桂枝原剂芪加二，啜粥重温令郁开。

处方：桂枝、芍药、甘草、黄芪各6克，生姜9克，大枣12枚。

功能主治：治黄汗，两胫自冷，腰以上有汗，腰髋弛痛，如有物在皮中状，剧则不能食，身疼重，烦躁，小便不利，黄疸脉浮，有表虚症状者。

用法用量：上六味，以水800毫升，煮取300毫升，温服100毫升。须臾饮热稀粥约200毫升，以助药力，温覆取微汗，若不汗更服。

加减：若湿盛者，加羌活、茯苓，以胜湿利湿；若气虚明显者，加人参、白术，以健脾益气；若汗多者，加牡蛎、五味子，以收敛止汗等。

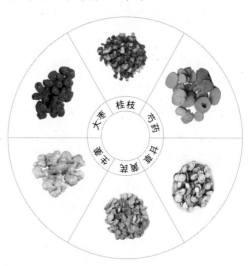

备注：方中桂枝温阳化气，散寒祛湿，调畅营卫；黄芪益气固表，与桂枝相配伍，以温阳化湿；芍药益营敛阴；生姜宣散营卫中寒湿；甘草、大枣，益气充荣营卫。诸药相互为用，以奏通阳益气，温化寒湿功效。

师曰：寸口脉迟而涩，迟则为寒，涩为血不足。趺阳脉微而迟，微则为气，迟则为寒。寒气不足，则手足逆冷；手足逆冷，则营卫不利；营卫不利，则腹满肠鸣相逐，气转膀胱，荣卫俱劳。阳气不通即身冷，阴气不通即骨疼；阳前通①则恶寒，阴前通则痹不仁；阴阳相得，其气乃行，大气②一转，其气乃散；实则失气，虚则遗尿，名曰气分。

老师说：如果寸口部出现迟涩的脉象，脉迟表示为有寒，脉涩表示为血虚。

趺阳脉出现微迟的脉象，脉微表示为脾阳不足，脉迟表示为寒气内盛。寒盛阳虚，不能温暖四肢，因此手足逆冷；手足逆冷表示营卫运行不利，营卫运行不利，就会出现腹部胀满、肠鸣；寒邪传入于膀胱，导致营卫虚弱；阳气不通，不能温暖肌肤则身冷，阴气不通则骨节疼痛；阳气先通而阴气不随着运行，就怕冷；阴气先通而阳气不随着运行，不能濡养肌肉，就会麻木不仁；阴气和阳气相互调和，气机才能正常运行，胸中宗气流转，寒气就能消散；实证的邪气，就会从后阴由屎气排出，虚证的邪气，就会从前阴由小便排出，称为气分病。

【注释】

①阳前通：前，《说文解字》云：

"前，齐断也。古假借作剪。"前通，即断绝流通之意。

②大气：指宗气。

气分，心下坚，大如盘，边如旋杯①，水饮所作，桂枝去芍药加麻辛附子汤主之。

当汗出，如虫行皮中，即愈。

患气分病，由于肾阳不足，肾之蒸腾功能失司，导致水寒之气凝滞于心窝部，故心窝部坚硬，形大如同盘状，边缘如同杯状，应当服用桂枝去芍加麻辛附子汤治疗。

【注释】

①旋杯：圆杯。

桂枝去芍加麻辛附子汤方

心下如盘边若杯，辛甘二两附全枚，
姜桂三两枣十二，气分需从气转回。

处方： 桂枝、生姜各9克，甘草、麻黄、细辛各6克，大枣12枚，附子（炮）5克。

功能主治： 温经通阳，宣散水饮。治寒饮停积于胃，病在气分，心下坚，大如盘，边如覆杯，苔白腻，脉沉迟者。

用法用量： 上七味，以水700毫升，煮麻黄，去上沫，纳诸药，煮取300毫升，分三次温服。当汗出，如虫行皮中，即愈。

备注： 本方是桂枝去芍药汤合

麻黄细辛附子汤两方相合而成，桂枝去芍药汤主治表证而兼心阳不足者；麻黄细辛附子汤主治素体阳虚（主要为肾阳虚）而外感风寒者。今两方合用，殆为心肾阳虚、外感风寒之证而设。方中桂枝配伍麻黄，辛温发汗，宣散水气；附子温经助阳，与细辛相合可祛寒化饮。盖阳虚之体，邪客较深，取细辛可通彻表里，搜邪外出。佐以生姜、大枣，伍麻黄发越水气，合桂枝温通营卫；佐以甘草，调和诸药。

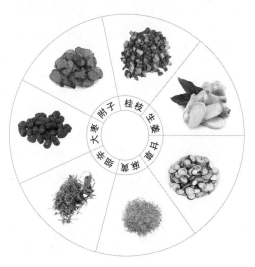

心下坚大如盘，边如旋盘①，水饮所作，枳术汤主之。

患气分病，由于脾胃气虚，不能正常转输津液，导致水饮内停于而形成聚积，故心窝部坚硬，像盘那样大小，边缘像圆杯那样坚硬，应当服用枳术汤治疗。

【注释】

①旋盘：圆杯。

《枳术汤方》

心下如盘大又坚，邪之结聚验其边，
术宜二两枳枚七，苦泄专疗水饮愆。

处方：枳实7枚，白术30克。

功能主治：治水饮内停，心下坚，大如盘，边如旋盘。

用法用量：以水500毫升，煮取300毫升，分三次温服。

加减：若食积重者，加枳实、槟榔，以消食导滞；若食积化热苔黄，脉数者，加黄芩、黄连，以清热燥湿；大便秘结者，加大黄，以泻下通便等。

备注：方中枳实行气散气，开结除滞，清热和中，化饮消痞。白术健脾益气，燥湿化饮，行水开结。

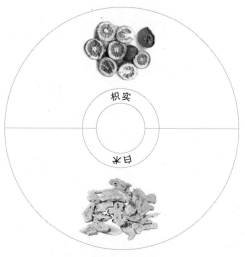

附方

《外台》防己黄芪汤治风水，脉浮为在表，其人或头汗出，表无他病，病者但下重，从腰以上为和，腰以下当肿及阴，难以屈伸。

◀ 防己黄芪汤方 ▶

《金匮》防己黄芪汤，白术甘草枣生姜，益气祛风又行水，表虚风水风湿康。

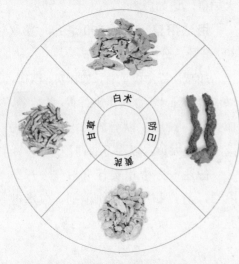

处方： 防己 12 克，黄芪 15 克，甘草（炒）6 克，白术 9 克。

功能主治： 益气祛风，健脾利水。表虚不固之风水或风湿证。汗出恶风，身重微肿，或肢节疼痛，小便不利，舌淡苔白，脉浮。

用法用量： 上锉麻豆大，每服15克，生姜四片，大枣一枚，水盏半，煎八分，去滓温服，良久再服，服后当如虫行皮中，以腰以下如冰，后坐被中，又以一被绕腰以下，温令微汗，瘥。现代用法：作汤剂，加生姜、大枣，水煎服，用量按原方比例酌定。

加减： 若兼喘者，加麻黄以宣肺平喘；腹痛肝脾不和者，加芍药以柔肝理脾；冲气上逆者，加桂枝以平冲降逆；水湿偏盛，腰膝肿者，加茯苓、泽泻以利水退肿。

备注： 方用防己苦泄辛散，祛风除湿，利水消肿；黄芪补气健脾补肺，尤能固表行水。二药相伍，补气祛湿利水，祛风散牙固表，共为君药。白术补脾燥湿，既助黄芪补气固表，又助防己祛湿利水，为佐药。

卷中

黄疸病脉证并治第十五

（论二首 脉证十四条 方七首）

【本篇精华】

1. 论述黄疸、谷疸、女劳疸、酒疸的病理表现；
2. 论述阳明病、酒疸与黑疸的症状；
3. 论述黄疸病的症状及判断轻重的方法；
4. 论述不同类型的黄疸病的治疗方法。

【原文】→【译文】

寸口脉浮而缓，浮则为风，缓则为痹。痹非中风。四肢苦烦，脾色必黄①，瘀热以行。

如果寸口出现浮缓的脉象，浮脉表示为风热，缓脉表示为湿热内蕴的痹证。此处的痹证并不是太阳中风证，而是四肢感到烦扰不舒。脾主黄色，湿热蕴结于脾胃，外行于体表，就成为黄疸。

【注释】

①脾色必黄：脾病其肤色必呈黄色。

趺阳脉紧而数，数则为热，热则消谷，紧则为寒，食即为满。尺脉浮为伤肾，趺阳脉紧为伤脾。风寒相搏，食谷即眩，谷气不消，胃中苦浊①，浊

气下流，小便不通，阴被其寒，热流膀胱，身体尽黄，名曰谷疸。

额上黑，微汗出，手足中热，薄暮即发，膀胱急，小便自利，名曰女劳疸，腹如水状不治。

心中懊憹而热，不能食，时欲吐，名曰酒疸。

趺阳脉出现紧数的脉象，数脉表示为胃中有热，胃热则能消食善饥，紧脉表示为有寒，寒邪损伤脾阳，因此食后则腹部胀满。如果尺部出现浮脉，表示风热伤肾；趺阳脉出现紧脉，表示寒邪伤脾。风寒相合，进食后就会感到头部眩晕，食物不能消化，湿热壅聚于胃，湿热浊气下流，导致小便不通利，又因脾脏感受寒湿，加上流入膀胱的湿热，因此全身发黄，称为谷疸。

额部发黑，微汗出，手足心发热，每到傍晚时就发病，膀胱拘急，小便通畅，称为女劳疸，如果腹部胀满、好像积水一般，属于不治之症。

出现心中郁闷，燥热不安，不能进食，时常恶心想要呕吐的，称为酒疸。

【注释】

①苦浊："苦"可作"病"字解。"浊"即指湿热。下"浊气"亦为湿热。

阳明病，脉迟者，食难用饱①，饱则发烦头眩，小便必难，此欲作谷疸。虽下之，腹满如故，所以然者，脉迟故也。

患阳明病而出现迟脉的，表示不能吃得过饱，如果过饱则会感到烦闷，头晕目眩，小便很困难，这是即将发生谷疸的征兆；虽然服用泻下药，但腹部胀满依然不减，之所以会这样，是因为脉迟的缘故。

【注释】

①食难用饱：饮食不宜过饱。

夫病酒黄疸，必小便不利，其候心中热，足下热，是其证也。

患酒疸病，必定兼有小便不通畅，胃中灼热，足心发热，这些都属于酒疸的症状。

酒黄疸者，或无热，靖言了，腹满欲吐，鼻燥。其脉浮者，先吐之；沉弦者，先下之。

酒患酒疸病，有的不发热，安静且语言不乱，但腹部胀满，想呕吐，鼻腔干燥，如果出现浮脉，表示病邪在上，可以用涌吐法治疗；如果出现沉弦脉，表示病邪在下，可用泻下法治疗。

酒疸，心中热，欲呕者，吐之愈。

患酒疸病，胃中有热想吐的，可以用吐法治疗。

酒疸下之，久久为黑疸①，目青面黑，心中如啖蒜虀状②，大便正黑，皮肤爪之不仁③，其脉浮弱，虽黑微黄，故知之。

患酒疸病，如果误用泻下法，日久则会传变为黑疸，眼睛发青而面色发黑，胃中灼热好像吃了大蒜一般难受，大便呈黑色，搔抓皮肤时不觉得痛痒，脉象浮而弱，皮肤黑而黄，这是由于误用泻下法的缘故。

【注释】

①黑疸：是酒疸误下后的变证。目青面黑，大便亦变黑色。这是一种症状，并不是黄疸中的一种。

②心中如啖蒜虀状："啖"是吃的意思。"虀"，指捣碎的姜、蒜、韭菜等。此言胃中有灼热不舒感。

③爪之不仁：谓肌肤麻痹，搔之无痛痒感。

师曰：病黄疸，发热烦喘，胸满口燥者，以病发时，火劫其汗①，两热所得②。然黄家所得，从湿得之。

一身尽发热而黄,肚热③,热在里,当下之。

老师说:患黄疸病,出现发热,烦躁,气喘,胸胁胀满,口咽干燥的,是因为初病时,误用艾灸、温针或熏法等火攻法强迫出汗,导致热邪与火邪相合所致。但是,黄疸病主要是因湿热蕴郁所致;如果全身发热,面目发黄,腹中灼热,表示热邪郁结在里,应当用泻下法治疗。

【注释】

①火劫其汗:谓用艾灸、温针或熏法,强迫出汗。

②两热所得:谓火与热相互搏结。

③肚热:谓腹中热。

脉沉,渴欲饮水,小便不利者,皆发黄。

脉象沉,口渴想喝水,小便不通利的,都会形成黄疸病。

腹满,舌痿黄①,燥不得睡,属黄家。

腹部胀满,皮肤发黄而不润泽,烦躁而不能入睡,这些症状都属于黄疸病。

【注释】

①痿黄:萎黄,谓身黄而不润泽。

黄疸之病,当以十八日为期①,治之十日以上瘥,反极为难治。

患黄疸病,应当以18天为病愈的期限,治疗10天以上则应当痊愈,如果病情反而加重的,则属于难治之证;

患黄疸病,出现口渴的,比较难以治疗;如果口不渴的,则可以治疗。

【注释】

①期:期限。

疸而渴者,其疸难治;疸而不渴者,其疸可治。发于阴部①,其人必呕;阳部②,其人振寒而发热也。

如果病邪在里,必然会呕吐,如果病邪在表,就会恶寒、发热。

【注释】

①阴部:阴指在里。

②阳部:阳指在表。

谷疸之为病,寒热不食,食即头眩,心胸不安①,久久发黄,为谷疸,茵陈蒿汤主之。

患谷疸病,出现恶寒发热,不想吃东西,食后就会感头目眩晕,心胸烦闷不安适的,日久则会全身发黄而形成为谷疸。应当服用茵陈蒿汤治疗。

【注释】

①不安:烦躁不安。

《茵陈汤方》

茵陈蒿汤大黄栀,瘀热阳黄此方施,便难尿赤腹胀满,功在清热与利湿。

处方:茵陈蒿18克,栀子15克(劈),大黄6克(去皮)。

功能主治:清热利湿退黄。治湿

热黄疸，一身面目俱黄，色鲜明如橘子，腹微满，口中渴，小便不利，舌苔黄腻，脉沉实或滑数。

用法用量： 上三味，以水 1.2 升，先煮茵陈减 600 毫升，纳二味，煮取 300 毫升，去滓，分三服。小便当利，尿如皂荚汁状，色正赤，一宿复减，黄从小便去。

备注： 方中茵陈清热利湿，疏利肝胆为君；栀子清泄三焦湿热，并可退黄为臣；大黄通利大便，导热下行为佐，三药相配，使湿热之邪从二便排泄，湿去热除，则发黄自退。

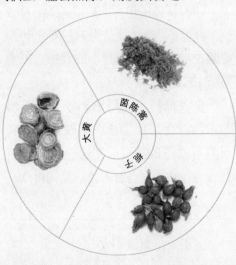

药材档案

茵陈

　　别名： 绒蒿、臭蒿、婆婆蒿、茵陈蒿。

　　来源： 为菊科植物滨蒿或茵陈蒿的干燥地上部分。

药材特征：

　　绵茵陈： 多卷曲成团状，灰白色或灰绿色，全体密被白色茸毛，绵软如绒。茎细小，长 1.5 ～ 2.5 厘米，直径 0.1 ～ 0.2 厘米，除去表面白色茸毛后可见明显纵纹；质脆，易折断。叶具柄；展平后叶片呈一至三回羽状分裂，叶片长 1 ～ 3 厘米，宽约 1 厘米；小裂片卵形或稍呈倒披针形、条形，先端锐尖。气清香，味微苦。

　　茵陈蒿： 茎呈圆柱形，多分枝，长 30 ～ 100 厘米，直径 2 ～ 8 毫米；表面淡紫色或紫色，有纵条纹，被短柔毛；体轻，质脆，断面类白色。叶密集，或多脱落；下部叶二至三回羽状深裂，裂片条形或细条形，两面密被白色柔毛；茎生叶一至二回羽状全裂，基部抱茎，裂片细丝状。头状花序卵形，多数集成圆锥状，长 1.2 ～ 1.5 毫米，直径 1 ～ 1.2 毫米，有短梗；总苞片 3 ～ 4 层，卵形，苞片 3 裂；外层雌花 6 ～ 10 个，可多达 15 个，内层两性花 2 ～ 10 个。瘦果长圆形，黄棕色。气芳香，味微苦。

　　性味归经： 苦、辛，微寒。归脾、胃、肝、胆经。

　　功效主治： 清利湿热，利胆退黄。用于黄疸尿少，湿温暑湿，湿疮瘙痒。

　　用量用法用量： 6 ～ 15 克，煎服。外用：适量。煎汤熏洗。

黄家日晡所发热，而反恶寒，此为女劳得之。膀胱急，少腹满，身尽黄，额上黑，足下热，因作黑疸。其腹胀如水状，大便必黑，时溏①，此女劳之病，非水也。腹满者难治，硝石矾石散主之。

患黄疸病，一般在下午四五点钟时发热，如果反而怕冷的，表示患了女劳疸。如果膀胱拘急，少腹胀满，全身发黄，额头发黑，足心发热，表示患了黑疸病。如果腹部胀满如有积水一般，大便必然色黑，时常溏泄，表示患了女劳病，而不是水气病。腹部胀满的，治疗比较困难。应当服用硝石矾石散治疗。

【注释】

①溏：便溏泄。

《硝石矾石散方》

身黄额黑足如烘，腹胀便溏晡热从，
等分矾硝和麦汁，女劳疸病夺天工。

处方：硝石、矾石各等分。

功能主治：清热化湿，消瘀利水。黄疸，身暗黄，日晡发热，五心烦热不思饮食，肢体倦怠，或额上黑，为汗出，或少腹满，小便自利等。舌暗或有瘀斑，脉涩。

用法用量：上2味，为细末，每服3克，米汤送服，每日2次。

加减：若瘀血明显者，加当归、

桃仁，以活血化瘀；若气虚者，加西洋参、白术以益气健脾；若气郁者，加柴胡、枳实，以行气解郁；若肾虚者，加巴戟天、枸杞子，以滋补肾虚等。

备注：方中硝石破积聚，散坚结，逐瘀血，除积热，泻邪气，利小便，推陈致新；矾石利水而化痰湿，逐瘀而散结；大麦粥调和药性，保养胃气，制约硝石、矾石伤胃。

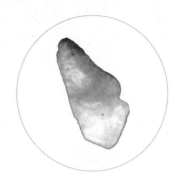

矾石

酒黄疸，心中懊憹①或热痛，栀子大黄汤主之。

患酒黄疸，出现心中郁闷不安，或发热，或疼痛的，用栀子大黄汤治疗。

【注释】

①懊憹：烦闷。

《栀子大黄汤方》

酒疸懊恼郁热蒸，大黄二两豉盈升，
山栀十四枳枚五，上下分消要顺承。

处方：栀子9克，大黄3克，枳实12克，豆豉10克。

功能主治： 治酒黄疸，心中懊憹或热痛。

用法用量： 上四味，以水600毫升，煮取200毫升，分三次温服。

加减： 若黄疸明显者，加茵陈、滑石，以利湿清热；若食少者，加生麦芽、莱菔子，以消食下气；若酒毒者，加葛根、绿豆，以清解酒毒等。

备注： 方中栀子清泻湿热或酒毒之邪尽从小便而去，使邪有退路；大黄清泄湿热或酒毒之邪从大便而去；枳实破气行滞，使湿热或酒毒之邪不得留结而溃散；淡豆豉轻清宣散，行气消满。

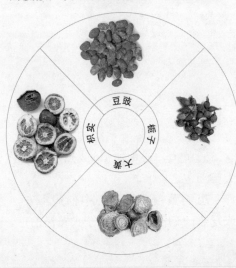

诸病黄家，但利其小便。假令①脉浮，当以汗解之，宜桂枝加黄芪汤主之。
诸黄，猪膏发煎主之。

治疗各类黄疸病，只需通利小便。如果出现浮脉，应当用发汗法，以桂枝加黄芪汤治疗。治疗各类黄疸病，可以用猪膏煎治疗。

【注释】

①假令：如果。

《猪膏发煎方》

诸黄腹鼓大便坚，古有猪膏八两传，
乱发三枚鸡子大，发消药熟始停煎。

处方： 猪膏250克，乱发如鸡子大3枚。

功能主治： 润肠消瘀。治黄疸，少腹急，大便秘结者。

用法用量： 上二味，和膏中煎之，发消药成，分作二服。病从小便出。

加减： 若津亏明显者，加生地、玄参、麻仁，以增液生津润燥；若瘀血明显者，加当归、桃仁，以活血化瘀，润肠通便；若身体发黄者，加茵陈、大黄，以利湿泻热，祛瘀退黄；若腹胀者，加厚朴、陈皮，以理气导滞等。

备注： 方中猪膏（即猪脂油）生津润燥，清热通便，凉血育阴，利血脉散瘀，解毒泄邪。乱发化瘀散结，利湿退黄，通利血脉。

黄疸病，茵陈五苓散主之。

患黄疸病，应当服用茵陈五苓散治疗。

《茵陈五苓散方》

疸病传来两解方，茵陈末入五苓尝，

五苓五分专行水，十分茵陈却退黄。

处方： 茵陈蒿末 30 克，五苓散 15 克。

制法： 上二味，和匀。

功能主治： 治湿热黄疸，湿重于热，小便不利者。

用法用量： 每次 6 克，空腹时用米饮送服，一日三次。

加减： 若湿重者，加滑石、车前子，以渗利湿浊；若腹胀者，加苍术、陈皮，以燥湿醒脾行气；若大便溏者，加扁豆、山药、薏苡仁，以健脾渗湿止泻等。

备注： 方中茵陈清利湿热，使肝胆或脾胃湿热之邪尽从下去；泽泻渗湿利湿而清热；猪苓利水渗湿；茯苓健脾渗湿而利小便；白术健脾燥湿；桂枝温阳化气。

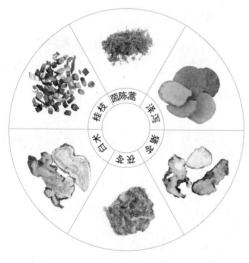

黄疸腹满，小便不利而赤，自汗出，此为表和里实，当下之，宜大黄硝石汤。

患黄疸病，出现腹部胀满，小便不畅而色红，自汗出等症状，表示肌表无病而里有实热，应当用泻下法，以大黄硝石汤治疗。

大黄硝石汤方

自汗尿难腹满时，表和里实贵随宜，硝黄四两柏同数，十五枚栀任同挥。

处方： 黄柏、大黄、硝石 （后下）各 12 克，栀子 9 克。

功能主治： 泄热通腑，兼以利尿。身热口渴，腹满拒按，大便燥结，小便短赤，舌苔黄厚而干。

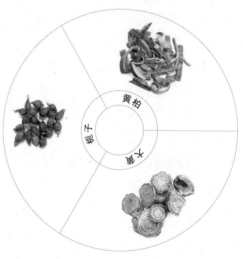

用法用量： 上 4 味，以水 600 毫升，煮取 200 毫升，去滓，再下硝石，更煮取 100 毫升，顿服。

加减： 若湿热明显者，加茵陈、滑石，以利湿清热；若热毒盛者，加板兰根、虎杖，以清热解毒；若瘀血者，加当归、赤芍，以活血凉血补血等。

备注： 方中大黄泻肝胆湿热，使湿热之邪从大便而去；硝石泻热逐瘀，使瘀热湿溃散，并软坚散结；黄柏清热燥湿；栀子清热泻湿，使湿热之邪从小便去。

药 材 档 案

黄柏

别名： 元柏、黄檗、檗木。

来源： 为芸香科植物黄皮树的干燥树皮。

药材特征： 本品呈板片状或浅槽状，长宽不一，厚 1～6 毫米。外表面黄褐色或黄棕色，平坦或具纵沟纹，有的可见皮孔痕及残存的灰褐色粗皮；内表面暗黄色或淡棕色，具细密的纵棱纹。体轻，质硬，断面纤维性，呈裂片状分层，深黄色。气微，味极苦，嚼之有黏性。

性味归经： 苦，寒。归肾、膀胱经。

功效主治： 清热燥湿，泻火除蒸，解毒疗疮。用于湿热泻痢，黄疸尿赤，带下阴痒，热淋涩痛，脚气痿躄，骨蒸劳热，盗汗，遗精，疮疡肿毒，湿疹瘙痒。盐黄柏滋阴降火。用于阴虚火旺，盗汗骨蒸。

用量用法用量： 3～12 克，煎服。外用：适量。

黄疸病，小便色不变，欲自利，腹满而喘，不可除热①，热除必哕。哕者，小半夏汤主之。

诸黄，腹痛而呕者，宜柴胡汤。

男子黄，小便自利，当与虚劳小建中汤。

患黄疸病，如果小便颜色不变，想要腹泻，腹部胀满而气喘，此时不能用清热法，否则，热虽能除，但会导致胃气上逆而引起呃逆；出现呃逆的，应当服用小半夏汤治疗。

治疗各类黄疸病，出现腹部疼痛，呕吐的，应当服用柴胡汤治疗。

男子患黄疸病，小便通畅，应当服用治疗虚劳病的小建中汤。

【注释】

①除热：清热。

■ 附方

《千金》麻黄醇酒汤：治黄疸。

《千金方》中的麻黄醇酒汤可治黄疸。

《千金》麻黄醇酒汤

黄疸病由郁热成，驱邪解表仗雄兵，五升酒煮麻三两，春换水分去酒烹。

处方： 麻黄 9 克，酒 5 升。

功能主治： 发汗解表，利湿退黄。

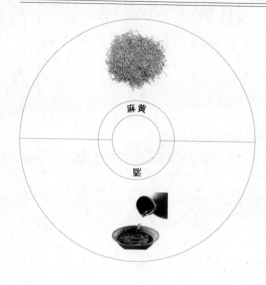

麻黄

酒

主治黄疸，身目发黄，色泽浅淡，恶寒重，发热轻，无汗，脉浮紧。

用法用量： 上1味，以酒500毫升，煮取200毫升，一次服完，冬月用酒，春月用水煮之。

加减： 治伤寒热出表，发黄疸，加茵陈、车前子，以清热利水；治喘而发黄，或身疼痛者，加杏仁、紫苏子，以定喘止痛；治伤寒瘀热不解，郁发于表为黄疸，其脉浮紧者，加桂枝、茵陈，以汗解之。

卷中

【本篇精华】

1. 论述惊证与悸证的脉象表现及治疗方法；

2. 介绍吐血、失血、下血与瘀血的病理表现及治疗方法。

【原文】→【译文】

寸口脉动而弱，动即为惊，弱则为悸。

如果寸口部出现动而弱的脉象，脉动表示为惊证，脉弱表示为悸证。

师曰：尺脉浮，目睛晕黄①，衄未止；晕黄去，目睛慧了②，知衄今止。

老师说：尺部出现浮脉，眼睛昏花，看不清物体，就会不停地流鼻血；如果眼睛昏花已去，视物清晰，则表示鼻出血已经停止。

【注释】

①目睛晕黄：有两种情况，一为患者眼睛之色晕黄不亮，二为眼睛视物晕黄不明。

②目睛慧了：谓眼睛清明，视物亦清晰。

又曰：从春至夏，衄者，太阳；从秋至冬，衄者，阳明。

又说：从春季至夏季出现鼻出血的，属于太阳表证；从秋季至冬季鼻出血的，属于阳明里热证。

衄家不可汗，汗出必额上陷，脉紧急，直视不能眴，不得眠。

经常流鼻血的人，不可妄用发汗法治疗，否则，必然会引起额旁动脉紧张拘急，两眼直视，不能自由转动，不能入睡。

患者面无色，无寒热，脉沉弦者，衄；浮弱，手按之绝者，下血；烦咳者，必吐血。

患者面色苍白，没有恶寒发热，脉象沉而弦的，则会鼻出血；如果脉象浮而弱，用手重按则无脉的，表示下出血；如果患者烦躁、咳嗽的，必定会吐血。

夫吐血，咳逆上气，其脉数而有热，

不得卧者，死。

患吐血病，如果出现咳嗽、气喘、脉象数、发热、不能平卧的，属于死证。

夫酒客咳者，必致吐血，此因极饮过度所致也。

喜欢饮酒的人，如果出现咳嗽的，必然会导致吐血，这是因为饮酒过度所致。

寸口脉弦而大，弦则为减，大则为芤，减则为寒，芤则为虚，寒虚相击，此名曰革，妇人则半产漏下，男子则亡血。

如果寸口部出现弦脉，弦脉表示阳气衰减，脉大中空如葱管；阳气衰减的表示为有寒，大而中空的表示为血虚，寒与虚相合，称为革，在妇人则患小产和漏下，在男子则患出血。

亡血不可发其表，汗出即则寒栗而振。

患失血病，不可妄用发汗法，否则，不仅阴血受伤，还会损伤阳气，导致出现怕冷、寒战的症状。

患者胸满，唇痿舌青，口燥，但欲嗽水，不欲咽，无寒热，脉微大来迟，腹不满，其人言我满①，为有瘀血。

患者出现胸部胀满，口唇干枯而不润泽，舌质青紫，口中干燥，只想漱水而不想吞咽，没有恶寒发热，脉象浮大而迟，从身体外形来看，腹部并不胀满，但患者自觉腹部胀满的，这是体内有瘀血的缘故。

【注释】

①言我满：自觉腹满。

病者如热状，烦满，口干燥而渴，其脉反无热，此为阴伏①，是瘀血也，当下之。

患者自觉有热，心烦胸满，口咽干燥而渴，脉象并没有热象，这是邪热伏于血分，属于淤血停滞，应当用攻下法祛逐瘀血。

【注释】

①阴伏：邪伏阴分。

火邪者，桂枝去芍药加蜀漆牡蛎龙骨救逆汤主之。

用温针和火熏法发汗而感受热邪的，应当服用桂枝去芍药加蜀漆牡蛎龙骨救逆汤治疗。

桂枝去芍药加蜀漆牡蛎龙骨救逆汤

桂枝去芍加蜀漆，龙骨牡蛎救逆汤，
心悸心烦与汗出，阳虚惊狂效果良。

处方： 桂枝（去皮）、生姜（切）、蜀漆（去腥）9克，甘草（炙）6克，大枣（擘）12枚，牡蛎（熬）15克，龙骨12克。

功能主治： 治伤寒脉浮，误用火迫发汗，以致心阳外亡，惊悸发狂，卧起不安者。

用法用量：上七味，以水 1.2 升，先煮蜀漆至 1 升，纳诸药，煮取 300 毫升，去滓，温服 100 毫升。

加减：若失眠者，加酸枣仁、磁石、生铁落，以养血重镇安神；若咽中有痰者，加桔梗、半夏，以利咽燥湿化痰；若心烦急躁者，加阿胶、知母，以养血清心除烦；若汗出明显者，加黄芪、熟地、五味子，以滋补阴血，敛阴止汗等。

备注：方中桂枝温通心阳，和调心脉。生姜温阳和中。龙骨镇惊安神。牡蛎敛心安神。蜀漆化痰饮，使心神守藏。大枣、甘草，补益心气，助桂枝化阳补阳。

一升一降存其意，神化原来不可知。

处方：半夏、麻黄各等分。

制法：上二味，研末，炼蜜和丸，如小豆大。

功能主治：通阳化饮。主水饮内停，心阳被遏，心下悸动者。

用法用量：饮服 3 丸，日三服。

加减：若心悸明显者，加茯苓、桂枝，以温阳化饮安神；若头晕者，加泽泻、白术，以渗湿利湿；若胃脘痞闷者，加厚朴、苏叶，以行气下气等。

备注：方中麻黄通太阳以泄水气；半夏蠲饮消水。二味相配，共奏通阳化饮之功，阳通饮化，则心悸自己。

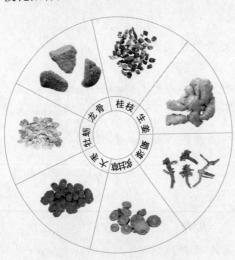

心下悸者，半夏麻黄丸主之。
心下悸动的，用半夏麻黄丸治疗。

半夏麻黄丸方

心悸都缘饮气维，夏麻等分蜜丸医，

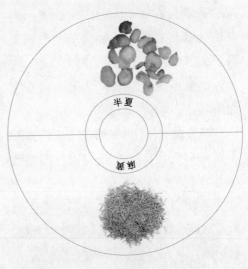

吐血不止者，柏叶汤主之。
吐血不止的，用柏叶汤治疗。

柏叶汤方

柏叶汤为吐血方，马通艾叶与干姜，

中焦虚寒血失统，寓寒于温效力彰。

处方：柏叶、干姜各9克，艾3克。

功能主治：温中止血。主治脾阳不足，脾不统血之吐血。症见吐血不止，血色清稀黯淡，面色㿠白或萎黄，舌淡苔白，脉象虚弱无力。

用法用量：上药三味，以水500毫升，取马通汁100毫升，合煮取200毫升，分二次温服。

加减：若气虚甚者，可加人参以益气摄血；兼呕吐者，可加半夏、生姜以和胃降逆止呕；若出血多者，酌加三七、白及等以止血。

备注：方中侧柏叶苦涩，微寒，其气清降，能折其上逆之势以收敛止血。干姜辛热，温中止血；艾叶苦辛温，温经止血，二药合用，能振奋阳气以摄血。马通汁能引血下行以止血。全方寒热并用，阴阳互济，相辅相成，而偏于温中，为治疗虚寒性吐血的代表方剂。

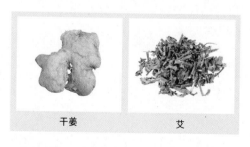

| 干姜 | 艾 |

下血，先便后血，此远血也，黄土汤主之。

患下血病，如果先大便，之后才下血的，称为远血，应当服用黄土汤治疗。

黄土汤方

远血先便血续来，半斤黄土莫徘徊，
术胶附地芩甘草，三两同行血证该。

处方：甘草、干地黄、白术、附子（炮）、阿胶、黄芩各9克，灶中黄土25克。

功能主治：温阳健脾，养血止血。治脾虚阳衰，大便下血，及吐血、衄血、妇人血崩，血色黯淡，四肢不温，面色萎黄，舌淡苔白，脉沉细无力。

用法用量：上七味，用水1.6升，煮取600毫升，分二次温服。

加减：若气虚者，加人参、黄芪，以益气固摄；若出血多者，加白芨、三七，以止血行血；若血虚者，加炭熟地、鸡血藤，以补血止血等。

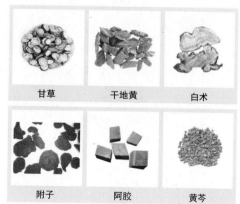

| 甘草 | 干地黄 | 白术 |
| 附子 | 阿胶 | 黄芩 |

备注：方中灶心黄土温中止血为君；白术、附子温脾阳而补中气，助君药以复统摄之权为臣；出血量多，

阴血亏耗，而辛温之术、附又易耗血动血，故用生地，阿胶滋阴养血，黄芩清热止血为佐；甘草调药和中为使。诸药配合，寒热并用，标本兼治，刚柔相济，温阳而不伤阴，滋阴而不碍阳。

　　下血，先血后便，此近血也，赤小豆当归散主之。心气不足，吐血，衄血，泻心汤主之。

　　患下血病，如果先下血，之后才大便的，称为近血，应当服用赤小豆当归散治疗。心烦不安，吐血，鼻出血的，应当服用泻心汤治疗。

泻心汤方

火热上攻心气伤，清浊二道血洋洋，
大黄二两芩连一，釜下抽薪请细详。

　　处方： 大黄 10 克，黄连、黄芩各 5 克。

　　功能主治： 泻火解毒，燥湿泄热。治邪火内炽，迫血妄行，吐血，衄血，

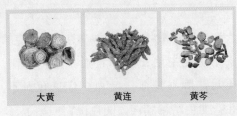

大黄　　　黄连　　　黄芩

便秘溲赤；三焦积热，眼目赤肿，口舌生疮，外证疮疡，心胸烦闷，大便秘绪；湿热黄疸，胸中烦热痞满，舌苔黄腻，脉数实者。

　　用法用量： 上药三味，以水 800 毫升，煮取 250 毫升，顿服之。

　　加减： 若呕吐者，加陈皮、生姜，以降逆止呕；若腹痛者，加白芍、延胡索，以活血止痛；若出血明显者，加棕榈、生地、玄参，以清热凉血，收敛止血；若食少者，加山楂、生麦芽，以消食和胃等。

　　备注： 方中黄芩泻上焦火；黄连泻中焦火，大黄泻下焦火；三焦实火大便实者，诚为允当。由于三黄之性苦寒，苦能燥湿，寒能清热，故对湿热内蕴而发的黄疸，也能主治。

【本篇精华】

1. 论述呕吐的原因及饮病的症状表现及治疗方法；
2. 介绍呕吐与呃逆的不同表现；
3. 下介绍利病的原因、症状表现及治疗方法。

【原文】→【译文】

夫呕家有痈脓，不可治呕，脓尽自愈。

经常呕吐而又患有痈脓的患者，不能只治疗呕吐，等到脓液排尽，呕吐自然会痊愈。

先呕却渴者，此为欲解；先渴却呕者，为水停心下，此属饮家。呕家本渴，今反不渴者，以心下有支饮故也，此属支饮。

患者先呕吐，之后才口渴的，是邪气已去而正气恢复、病情即将痊愈的征兆。患者先口渴，之后才呕吐的，表示水饮停聚于心下胃脘，属于饮病。经常呕吐的患者，原本应当会出现口渴，现在反而不渴的，是心下有支饮停滞的缘故，属于支饮病。

问曰：患者脉数，数为热，当消谷引食，而反吐者，何也？

师曰：以发其汗，令阳微，膈气虚，脉乃数。数为客热，不能消谷，胃中虚冷故也。

脉弦者，虚也，胃气无余，朝食暮吐，变为胃反。寒在于上，医反下之，今脉反弦，故名曰虚。

问：患者出现数脉，数脉表示为有热，应当消谷善饥，却反而出现呕吐的，这是什么原因呢？

老师回答：这是因为误用发汗法，损伤阳气，导致正气虚弱，因此出现数脉，此时的数脉属于假热的症候，因此不能消化水谷，这是由于胃阳不足，胃中虚冷的缘故。

脉弦表示里虚，胃中阳气亏虚不足，因此早晨吃的食物，晚上会吐出，就会形成胃反病。这是由于寒邪在上焦，医生却反而误用泻下法，导致出现弦脉，称为虚证。

寸口脉微而数，微则无气，无气则荣虚，荣虚则血不足，血不足则胸中冷。

如果寸口部出现微数的脉象，脉微表示为气虚，气虚则导致营虚，营虚则导致血虚，血液不足则胸中寒冷。

跌阳脉浮而涩，浮则为虚，涩则伤脾，脾伤则不磨①，朝食暮吐，暮食朝吐，宿谷不化，名曰胃反。脉紧而涩，其病难治。

跌阳脉出现浮涩的脉象，脉浮表示为胃阳虚弱，脉涩表示为脾阳受损，脾伤则不能运化水谷，因此早晨进食，晚上就会吐出，晚上进食，早晨就会吐出，胃中的食物不能消化，称为胃反病。如果出现紧涩的脉象，表示病情难治。

【注释】

①不磨：不能运化谷食。

患者欲吐者，不可下之。

患者想要呕吐的，不能妄用泻下法治疗。

哕而腹满，视其前后①，知何部不利，利之即愈。

患者出现呃逆，腹部胀满的，应当先观察患者的大小便，究竟是大便困难还是小便不通利。如果小便不利的，就应当通利小便，

使呃逆痊愈；如果大便不通的，就应当通畅大便，使呃逆痊愈。

【注释】

①前后：这里指大小便。

呕而胸满者，茱萸汤主之。

患者因胃虚寒凝呕吐而胸部胀满的，应当服用茱萸汤治疗。

《茱萸汤方》

吴茱萸汤重用姜，人参大枣共煎尝，厥阴头痛胃寒呕，温中补虚降逆良。

处方：吴茱萸 6 克（汤洗七遍），人参 4 克，生姜 8 克，大枣 12 枚（擘）。

功能主治：温中补虚，降逆止呕。治胃中虚寒，食谷欲呕，或呕而胸满，少阴吐利，手足逆冷，烦躁欲死，厥阴头痛，吐涎沫。

用法用量：上四味，以水 1 升，煮取 400 毫升，去滓，温服 100 毫升，日服三次。

加减：若呕吐明显者，加半夏、陈皮，以理气化湿，散寒止逆；若头痛明显者，加蔓荆子、白芷，以散寒通经止痛；若泄泻明显者，加山药、茯苓，以健脾渗利止泻等。

备注：方中吴茱萸温肝暖胃，散寒降浊为君；重用生姜辛散寒邪，温胃止呕为臣，人参、大枣补虚益胃，甘缓和中，共为佐、使。诸药合用，

共奏温补降逆之功。

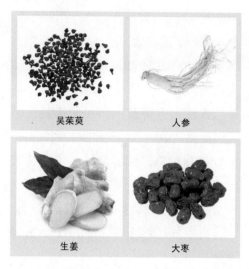

吴茱萸　　　人参

生姜　　　大枣

干呕吐涎沫，头痛者，茱萸汤主之。

呕而肠鸣，心下痞者，半夏泻心汤主之。

患者因肝胃虚寒，浊阴上逆而呕吐时，只有声音而没有吐出食物，口吐清涎，头痛的，用茱萸汤治疗。

患者因中焦虚寒，并且胃肠又有湿热壅滞而出现呕吐，肠鸣，又有心下痞满的，应当服用半夏泻心汤治疗。

半夏泻心汤方

半夏泻心芩连姜，人参草枣合成方，
心下痞满兼呕吐，去渣重煎调胃肠。

处方：半夏12克（洗），黄芩、干姜、人参、甘草（炙）各9克，黄连3克，大枣12枚（擘）。

功能主治：和胃降逆，散结消痞。

主寒热中阻，胃气不和，心下痞满不痛，或干呕，或呕吐，肠鸣下利，舌苔薄黄而腻，脉弦数者。

用法用量：上七味，以水1升，煮取600毫升，去滓，再煎取300毫升，分二次温服。

加减：若胃热明显者，加栀子、蒲公英，以清热泻火；若食少者，加神曲、香附，以行气消食；若湿邪阻滞者，加苍术、川芎，以燥湿行气；若脘腹疼痛者，加延胡索、川楝子，以行气活血止痛等。

备注：方中半夏和胃降逆，消痞散结为君；干姜温中散寒，黄芩、黄连清泄里热为臣；人参、炙甘草、大枣益气健脾，和中补虚为佐。凡因寒热互结于心下，胃气不和，见证如上所述者，均可用之。

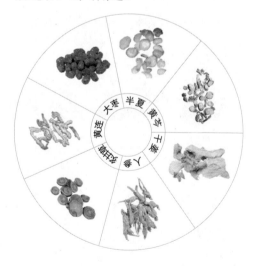

干呕而利①者，黄芩加半夏生姜汤主之。

患者因胃肠湿热，胃气上逆而干呕；同时又因邪热下注而腹泻的，用黄芩加半夏生姜汤治疗。

【注释】

①利：下利，大小便失调。

黄芩加半夏生姜汤方

黄芩加半夏生姜，汤有大枣甘芍加，
主治胆胃不和证，清胆温胃效果佳。

处方：黄芩9克，芍药、甘草（炙）、半夏（洗）各6克，大枣12枚（擘），生姜4.5克（切，一方9克）。

功能主治：治伤寒，太阳与少阳合病，自下利而兼呕者。

用法用量：上六味，以水1升，煮取300毫升。去滓，每次温服100毫升。

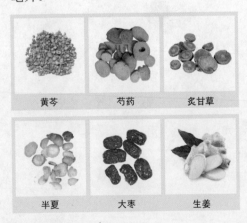

黄芩	芍药	炙甘草
半夏	大枣	生姜

加减：若胃寒气逆者，加陈皮、干姜，以温中降逆；若胆热口苦者，加柴胡、栀子，以清泻胆热；若胁痛者，加川楝子、延胡索，以行气活血止痛；若胸满者，加紫苏、木香，以行气宽胸除满等。

备注：方中黄芩清少阳胆热；芍药泻胆热，敛胆气，和血脉，利气血；半夏温胃散寒，醒脾降逆；生姜调理脾胃，散寒降逆止呕；甘草、大枣，补益胆气，制约黄芩寒凝伤胃。

诸呕吐，谷不得下者，小半夏汤主之。

呕吐而病在膈上，后思水者，解，急与之。思水者，猪苓散主之。

各类呕吐而饮食不能下的，用小半夏汤治疗。

患者因水饮内停于胸膈以上，出现呕吐，呕吐以后想喝水的，表示病情即将痊愈，应当立即给水喝。想喝水的，用猪苓散（健脾利水）治疗。

猪苓散方

呕余思水与之佳，过与须防水气乖，
猪术茯苓等分捣，饮调寸匕自和谐。

处方：猪苓、茯苓、白术各等分。
制法：上三味，杵为散。

功能主治：健脾利水。治呕吐，膈上有停饮，吐后欲饮水。

用法用量：每次6克，温开水调服，每日三次。

加减： 若胸中水气甚者，加桂枝、泽泻，以温阳泻水；若胸满者，加薤白、瓜蒌，以通阳行气除满等。

备注： 方中猪苓利水渗湿，泄利水气；茯苓健脾渗湿利小便；白术健脾以制水，燥湿以治水。

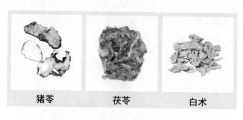

| 猪苓 | 茯苓 | 白术 |

呕而脉弱，小便复利①，身有微热，见厥者难治，四逆汤主之。

患者平素虚寒，因而出现呕吐，脉微弱无力，表示胃气大虚；小便通利，表示阳气衰微，不能固摄；身体微微发热，四肢逆冷的，表示阳气衰微而欲脱，阴盛格阳的症候，比较难以治疗。应当服用四逆汤（回阳救逆）治疗。

【注释】

①复利：自利清长。

四逆汤方

四逆汤中附草姜，四肢厥冷急煎尝，
腹痛吐泻脉微细，急投此方可回阳。

处方： 甘草6克（炙），干姜4.5克，附子10克（生用）。

功能主治： 回阳救逆。治少阴病，四肢厥逆，恶寒蜷卧，呕吐腹痛，下利清谷；神衰欲寐，以及太阳病误汗亡阳，脉沉迟微细者。现用于心肌梗塞，心力衰竭，急性胃肠炎吐泻失水，以及急性病大汗出而见虚脱者。

用法用量： 上三味，以水600毫升，煮取240毫升，去滓，分二次温服。强人可将附子与干姜加倍。

加减： 若神疲乏力者，加白术、人参，以益气健脾；若口干唇燥者，加五味子、麦冬，以滋阴养阴；若汗多者，加五味子、龙骨、牡蛎，以敛阴止汗；若呕吐者，加陈皮、半夏，以理气降逆止呕等。

备注： 方中生附子大辛大热，温壮肾阳，祛寒救逆为君；干姜辛热，温里祛寒，以加强附子回阳之效为臣；炙甘草甘温，益气和中，并缓解附、姜燥烈之性为佐、使。三味配合，具有回阳救逆之功。

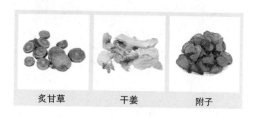

| 炙甘草 | 干姜 | 附子 |

呕而发热者，小柴胡汤主之。

患者患少阳病，邪热逼迫胃气上逆，因而出现呕吐，并且兼有往来寒热的，应当服用小柴胡汤治疗。

小柴胡汤方

小柴胡汤和解供，半夏人参甘草从，
更用黄芩加姜枣，少阳百病此为宗。

处方： 柴胡12克，黄芩、半夏（洗）、生姜（切）各9克，人参6克，甘草（炙）5克，大枣（擘）4枚。

功能主治： 和解少阳。治伤寒少阳证。往来寒热，胸胁苦满，嘿嘿不欲饮食，心烦喜呕，口苦，咽干，目眩；妇人伤寒，热入血室；疟疾、黄疸与内伤杂病而见少阳证者。

用法用量： 上药七味，以水1.2升，煮取600毫升，去滓，再煎取300毫升，分两次温服。

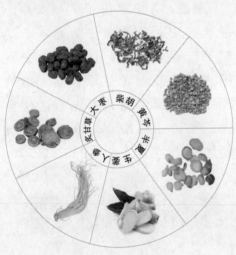

加减： 若胸中烦而不呕，去半夏、人参，加瓜蒌实1枚；若渴，去半夏，人参加至9克，瓜蒌根12克；若腹中痛者，去黄芩，加芍药9克；若胁下痞梗，去大枣，加牡蛎12克；若心下悸，小

便不利者，去黄芩，加茯苓12克；若不渴，外有微热者，去人参，加桂枝6克，温覆微汗愈；若咳者，去人参、大枣、生姜，加五味子5克，干姜5克。

备注： 方中柴胡清透少阳半表之邪，从外而解为君；黄芩清泄少阳半里之热为臣；人参、甘草益气扶正，半夏降逆和中为佐；生姜助半夏和胃，大枣助参、草益气，姜、枣合用，又可调和营卫为使。诸药合用，共奏和解少阳之功。

胃反呕吐者，大半夏汤主之。

患者平素脾胃虚寒，运化失司，由于胃气不降而患胃反病，因而出现呕吐的，应当服用大半夏汤治疗。

大半夏汤方

从来胃反责冲乘，半夏一升蜜一升，
三两人参劳水煮，纳冲养液有奇能。

处方： 半夏2升（洗，完用），人参3两，白蜜1升。

功能主治： 脾阴不濡，胃虚气逆，朝食暮吐；膈间痰饮，心下痞硬，肠中沥沥有声。

用法用量： 以水1斗2升，和蜜扬之240遍，煮药取2升半，温服1升，余分再服。

加减： 若腹中痛者，加白芍，以柔肝止痛；若头痛者，加蔓荆子、川芎，以通经止痛；若头顶痛者，加藁本、细辛，以疏风止痛；若咳嗽者，加五味子、麦冬，以敛肺止咳；若气滞者，加木香、枳壳，以理气解郁等。

备注： 方中重用半夏温暖脾胃，燥湿化饮，降逆止呕，通阳散结；人参补益脾胃。白蜜补益中气，缓急和中。

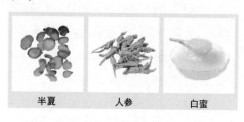

| 半夏 | 人参 | 白蜜 |

食已即吐者，大黄甘草汤主之。

患者平素肠中有实热积滞，胃失和降，胃气不得通降而上逆，进食后立刻又吐出的，应当服用大黄甘草汤治疗。

《大黄甘草汤方》

食方未久吐相随，两热冲来自不支，
四两大黄二两草，上从下取法神奇。

处方： 大黄 12 克，甘草 3 克。

功能主治： 通便止呕。主胃肠积热，浊腐之气上逆，食已即吐，吐势急迫，或大便秘结不通，苔黄，脉滑实者。

用法用量： 上二味，用水 600 毫升，煮取 200 毫升，分二次温服。

加减： 若胃热明显者，加黄连、石膏，以清泻胃热；若呕吐者，加竹茹、半夏，以降逆止呕；若气滞者，加柴胡、

枳实，以疏肝行气等。

备注： 方中大黄泻热降逆，通达下行。甘草益气和中，并缓大黄之峻性。方药相互为用，以奏其效。

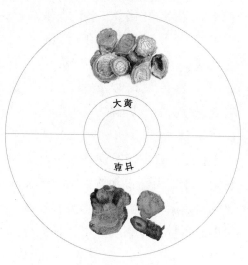

胃反，吐而渴欲饮水者，茯苓泽泻汤主之。

患者平素脾胃虚弱，水饮内停于胃，因而患胃反病，呕吐和口渴交替出现，吐后则口渴想要喝水的，用茯苓泽泻汤治疗。

《茯苓泽泻汤方》

吐方未久渴频加，苓八生姜四两夸，
二两桂甘三两术，泽须四两后煮佳。

处方： 茯苓 25 克，泽泻、生姜 12 克，桂枝 6 克，白术 9 克。

功能主治： 治胃反，吐而渴欲饮水者。

用法用量: 以水1升,煮取300毫升,纳泽泻,再煮取300毫升,温服100毫升,一日三次。

加减: 若呕吐痰涎者,加半夏、陈皮,以温阳化饮;若里急后重者,加木香、槟榔、砂仁,以行气通便;若腹中水声明显者,加干姜、吴茱萸,以温胃化饮;若脘腹胀满者,加厚朴、枳壳,以行气除满等。

备注: 方中茯苓健脾益气,渗利水湿。泽泻泻脾胃水饮留结。桂枝温阳化气,温胃化饮。白术健脾燥湿。生姜温胃散寒,宣畅中气。甘草益气和中。

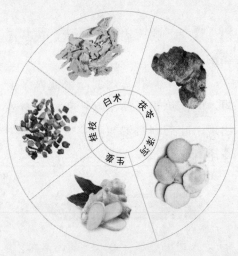

吐后,渴欲得水而贪饮者,文蛤汤主之,兼主微风脉紧头痛。

患者呕吐之后,口渴想喝水而贪饮的,用文蛤汤主治。兼治微受风邪的脉紧,头痛。

《文蛤汤方》

吐而贪饮证宜详,文蛤石膏五两量,
十二枚枣杏五十,麻甘二两等生姜。

处方: 文蛤、石膏各70克,麻黄、甘草、生姜各42克,杏仁50个,大枣12枚。

功能主治: 清里疏表。治吐后渴欲得水而贪饮者;兼主微风,脉紧头痛。

用法用量: 以水1.2升,煎取400毫升,温服200毫升,汗出即愈。

加减: 若口渴明显者,加知母、麦冬,以生津止渴;若胃热明显者,加黄连、黄芩,以清泻胃热;若腹胀者,加厚朴、莱菔子,以行气消胀;若恶寒明显者,加桂枝,以温中散寒等。

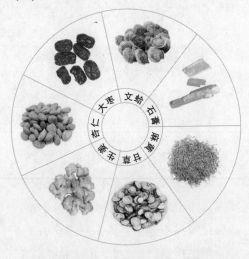

干呕,吐逆,吐涎沫,半夏干姜散主之。

患者干呕,胃气上逆,吐涎沫的,用半夏干姜散主治。

半夏干姜散方

吐而干呕涎沫多，胃腑虚寒气不和，
姜夏等磨浆水煮，数方相类彼分科。

处方：半夏、干姜各等分。

制法：上二味，研为粗末。

功能主治：温胃止呕。主胃中有寒，干呕吐逆，吐涎沫。

用法用量：每次3克，用浆水300毫升，煎取210毫升，顿服之。

加减：若气虚者，加白术、人参，以益气补虚；若气逆者，加陈皮、代赭石，以降逆止呃；若大便溏者，加山药、扁豆，以健脾止泻等。

备注：本方证属胃中有寒，津液凝为痰涎，随胃气上逆，因而干呕、吐涎沫。方中干姜温胃散寒；半夏化痰，降逆止呕。二味配合，共成温胃止呕之功。

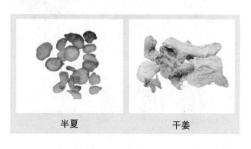

半夏　　　　　　　干姜

患者胸中似喘不喘，似呕不呕，似哕不哕，彻心中愦愦然无奈者，生姜半夏汤主之。

患者胸中好像气喘，而实则不喘；好像是想呕吐，而实则不呕；好像是呃逆，而实则没有呃逆。但整个心胸烦闷懊憹无可奈何的，当用生姜半夏汤主治。

生姜半夏汤方

呕哕都非吐又非，彻心愦愦莫从违，
一升姜汁半升夏，分煮同煎妙入微。

处方：半夏9克，生姜汁15毫升。

功能主治：和胃化饮，降逆止呕。治胸中似喘不喘，似呕不呕，似哕不哕，彻心中愦愦然无奈者；风痰上攻，头旋眼花，痰壅作嗽，面目浮肿。

用法用量：上二味，以水600毫升，煮半夏取400毫升，纳生姜汁，煮取300毫升，小冷分四服，日三，夜一。呕止，停后服。

加减：若胸膈痞满者，加枳壳、陈皮，以行气宽胸；若呕吐甚者，加陈皮、丁香，以降逆止呕；若腹泻者，加白术、茯苓，以健脾化湿止泻；若气虚者，加黄芪、人参，以益气补虚等。

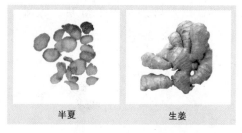

半夏　　　　　　　生姜

备注：方中半夏醒脾温胃燥湿，通阳助阳化饮，降泄浊气上逆。生姜汁降逆和胃，散结化饮，温胃散寒，开达胸中阳气，调理脾胃，燮理气机升降。

十呕哕，若手足厥者，橘皮汤主之。

患者平素因寒邪客于脾胃，胃气上逆，因而出现干呕，呃逆；由于阳气被遏，不能布达于四肢，故手足逆冷的，应当服用橘皮汤治疗。

《橘皮汤方》

哕而干呕厥相随，气逆于胸阻四肢，
初病未虚一服验，生姜八两四陈皮。

处方： 橘皮6克，生姜12克。

功能主治： 行滞，止呕。治干呕哕，手足厥冷者。

用法用量： 上药二味，以水700毫升，煮取300毫升，温服100毫升。下咽即愈。

加减： 若湿滞者，加苍术、茯苓，以化湿利湿；若气滞者，加枳实、青皮，以行气消胀；若气逆者，加半夏、旋覆花，以降逆和胃等。

备注： 方中橘皮宣通气机，理脾和胃，燥湿降逆；生姜散寒，除湿，通阳，温中，降逆，止痛。

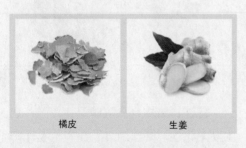

| 橘皮 | 生姜 |

哕逆者，橘皮竹茹汤主之。

患者平素因脾胃虚弱兼又夹杂

邪热，导致胃失和降，胃气上逆，因而出现呃逆，应当服用橘皮竹茹汤治疗。

《橘皮竹茹汤方》

哕逆因虚热气乘，一参五草八姜胜，
枣枚三十二斤橘，生竹青皮刮两升。

处方： 橘皮、竹茹各12克，大枣5枚，生姜9克，甘草6克，人参3克。

功能主治： 理气降逆，益胃清热。治久病体弱或吐下后胃虚有热，气逆不降，呃逆或呕吐，舌嫩红，脉虚数。

用法用量： 上药六味，以水一升，煮取300毫升，温服100毫升，日三次服。

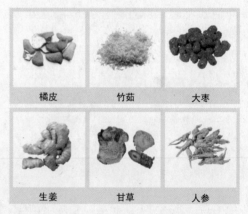

| 橘皮 | 竹茹 | 大枣 |
| 生姜 | 甘草 | 人参 |

加减： 若气滞者，加青皮、厚朴，以行气化滞；若气逆者，加半夏、枳实，以降逆理气；若胃热明显者，加黄连、黄芩，以清泻胃热；若泛酸明显者，加牡蛎、乌贼骨，以制酸止逆等。

备注：方中橘皮行气化滞，和胃降逆；竹茹清热和胃，降泄浊气；人参补益脾胃，和畅中气；生姜降逆醒脾和胃；大枣、甘草，益气补中，调理脾胃。

夫六腑气绝①于外者，手足寒，上气脚缩②；五脏气绝于内者，利不禁，下甚者，手足不仁。

六腑的精气衰竭于外，就会出现四肢冰冷，逆气上冲，双脚挛缩的症状；五脏的精气衰竭于内，就会出现腹泻不止的症状，严重的甚至手足麻木不仁。

【注释】

①气绝：指脏腑之气虚衰。

②脚缩：指小腿肌肉不时挛急、收引。

下利，脉沉弦者，下重；脉大者，为未止；脉微弱数者，为欲自止，虽发热不死。

患下利病，出现沉弦的脉象，就会出现里急后重；出现大脉的，表示腹泻尚未停止；脉象微弱而数的，表示腹泻将自行停止，虽然发热，但不会死亡。

下利，手足厥冷，无脉者，灸之不温。若脉不还，反微喘者，死。少阴负趺阳者，为顺也。

患下利病，如果手足逆冷，无脉的，用灸法治疗后，如果手脚不能变温，脉象不能恢复，反而出现微喘的，属

于死证。如果少阴脉比趺阳脉弱小的，属于顺证。

下利，有微热而渴，脉弱者，今自愈。

患下利病，如果全身轻度发热而口渴、脉弱的，病情将会自行痊愈。

下利，脉数，有微热汗出，今自愈；设脉紧，为未解。

患下利病，出现数脉，如果身体微微发热而出汗的，病情将会自行痊愈；如果出现紧脉，表示病情尚未缓解。

下利，脉数而渴者，今自愈。设不差，必清脓血，以有热故也。

患下利病，出现数脉，而又口渴的，病情将会自行痊愈；如果病情不愈的，必然会下利脓血，这是因为有邪热壅积的缘故。

下利，脉反弦，发热身汗者，自愈。

患下利病，出现弦脉，兼有发热，身上出汗的，表示病情将会自行痊愈。

下利气者，当利其小便。

患下利病，而又频频放屁的，应当用利小便法治疗。

下利，寸脉反浮数，尺中自涩者，必圊脓血。

患下利病，寸部反而出现浮数的脉象，同时尺部脉涩的，大便时必定带有脓血。

下利清谷，不可攻其表①，汗出必胀满。

患者腹泻，大便完谷不化，不可

用发汗法，否则，出汗后必然会导致腹部胀满。

【注释】

①攻其表：发汗解表。

> 下利，脉沉而迟，其人面少赤，身有微热，下利清谷者，必郁冒，汗出而解，患者必微热。所以然者，其面戴阳，下虚故也。

患下利病，出现沉迟的脉象，面色微红，轻度发热，泻下不能消化的食物，必然会发生眩晕，如果汗出则病情将会痊愈。如果病情不愈的，一定会出现四肢轻度发凉，这是因为阴寒充盛于下，导致浮阳上越的缘故。

> 下利后脉绝，手足厥冷，晬时脉还，手足温者生，脉不还者死。

患者下利后，脉搏消失断绝，手脚冰凉，经过一昼夜以后，如果脉象还能复出，手脚转为温暖的，则可以治疗；如果脉象不能复还的，属于死证。

> 下利，腹胀满，身体疼痛者，先温其里，乃攻其表。温里宜四逆汤，攻表宜桂枝汤。

> 四逆汤方：方见上。

患下利病，由于脾胃虚寒，导致腹部胀满，身体疼痛的，属于表里同病，应当先用温药治其里，之后再治其表。温里用四逆汤；治表用桂枝汤。

《 桂枝汤方 》

桂枝汤方桂芍草，佐用生姜和大枣，啜粥温服取微汗，调和营卫解肌表。

处方：桂枝（去皮）、芍药、生姜（切）各9克，甘草6克（炙），大枣12枚（擘）。

功能主治：解肌发汗，调和营卫。治外感风寒，发热恶风，头痛项强，身痛有汗，鼻鸣干呕，苔白不渴，脉浮缓或浮弱。现用于感冒、流行性感冒等见上述症状者。

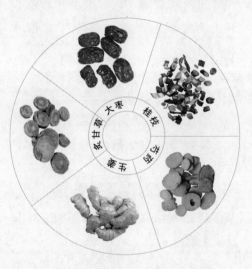

用法用量：上五味，三味切碎。以水700毫升，微火煮取300毫升，去滓。适寒温，服100毫升。服已须臾，啜热稀粥适量，以助药力。温覆一时许，遍身微汗者为佳。若一服汗出病愈，停后服，不必尽剂，若不汗，更服，依前法，又不汗，后服小促其间，半日许，令三服尽。服一剂尽，病证犹在者，更作服，若汗不出者，乃服至二三剂。

注意：服药期间，禁食生冷、黏滑、肉、面、五辛、酒酪、臭恶等物。表实无汗，表寒里热，及温病初起，见发热口渴者，均忌用。

备注：本方证属腠理不固，风寒外袭，营卫不和。治宜辛温解肌，调和营卫。方中桂枝散寒解肌为君；芍药敛阴和营为臣；生姜助桂枝解肌祛邪，大枣助芍药和里营，并为佐药；甘草益气和中，调和诸药为使。配合成方，共奏解肌发汗，调和营卫之功。

下利，三部脉皆平，按之心下坚者，急下之，宜大承气汤。

患下利病，寸关尺三部的脉象都平和，表示并不是虚寒证；用手按压心窝部感觉坚硬的，表示有实热积滞于肠胃，立即用泻下药物攻下，应当服用大承气汤治疗。

下利，脉迟而滑者，实也。利去欲止，急下之，宜大承气汤。

患下利病，出现迟滑的脉象，属于实证，如果下利不能停止的，表示有宿食实热停滞不去，立即用泻下药物攻下，应当服用大承气汤治疗。

下利，脉反滑者，当有所去，下乃愈，宜大承气汤。

患下利患者，反而出现滑脉，表示宿食积滞于内所致，用泻下法，则病可痊愈，应当服用大承气汤治疗。

下利已差，至其年月日时复发者，以病不尽故也，当下之，宜大承气汤。

患下利病而已经痊愈，但每年到了当年初次发病的时间又复发的，是病邪并未完全根除的缘故，用泻下药攻下，应当服用大承气汤治疗。

下利，谵语者，有燥屎也，小承气汤主之。

患下利病，出现胡言乱语，表示有实热积滞，肠内有燥屎内结未除，应当服用小承气汤治疗。

《小承气汤方》

小承气汤朴枳黄，便硬谵语腹胀详，
识得燥结分轻重，脉滑不紧用此方。

处方：大黄12克（酒洗），厚朴6克（炙，去皮），枳实9克（大者，炙）。

功能主治：轻下热结，除满消痞。治伤寒阳明腑实证。谵语潮热，大便秘结，胸腹痞满，舌苔黄，脉滑数，痢疾初起，腹中疠痛，或脘腹胀满，里急后重者。

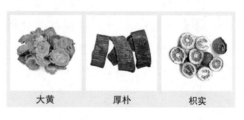

大黄　　　厚朴　　　枳实

用法用量：上药三味，以水800毫升，煮取400毫升，去滓，分二次温服。

备注：方中大黄泻热通便，厚朴行气散满，枳实破气消痞，诸药合用，可以轻下热结，除满消痞。

> 下利，便脓血者，桃花汤主之。

患虚寒下利病，大便带脓血的，表示为脾阳不足，气不固摄所致，应当服用桃花汤（温摄固脱）治疗。

《桃花汤方》

桃花汤中赤石脂，粳米干姜共享之。

处方：赤石脂30克（一半全用，一半筛末），干姜9克，粳米30克。

功能主治：温中涩肠。治久痢不愈，便脓血，色黯不鲜，腹痛喜温喜按，舌质淡苔白，脉迟弱，或微细。现用于痢疾后期、伤寒肠出血、慢性肠炎、溃疡病、带下等属于脾肾阳虚者。

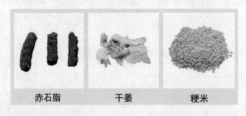

赤石脂	干姜	粳米

用法用量：上三味，以水700毫升，煮米令熟，去滓，温服150毫升，纳赤石脂末5克，日三服。若一服愈，余勿服。

备注：本方所治久痢，属于脾肾阳气衰微所致。方中赤石脂涩肠固脱为君；干姜温中祛寒为臣；粳米养胃和中为佐使，助赤石脂、干姜以厚肠胃。

诸药合用，共奏温中涩肠之效。

> 热利下重者，白头翁汤主之。

患湿热腹泻，由于湿热阻滞气机，肠腑传导失司，通降不利，因而肛门重坠的，应当服用白头翁汤（清热除湿，凉血解毒）治疗。

《白头翁汤方》

白头翁汤治热痢，黄连黄柏与秦皮，味苦性寒能凉血，解毒坚阴攻效奇。

处方：白头翁15克，黄连6克，黄柏、秦皮各12克。

功能主治：清热解毒，凉血止痢。热毒痢疾。腹痛，里急后重，肛门灼热，下痢脓血，赤多白少，渴欲饮水，舌红苔黄，脉弦数。（本方常用于阿米巴痢疾、细菌性痢疾属热毒偏盛者。）

用法用量：水煎服。

加减：若外有表邪，恶寒发热者，加葛根、连翘、银花以透表解热；里急后重较甚，加木香、槟榔、枳壳以调气；脓血多者，加赤芍、丹皮、地榆以凉血和血；夹有食滞者，加焦山楂、枳实以消食导滞；用于阿米巴痢疾，配合吞服鸦胆子（桂圆肉包裹），疗效更佳。

备注：方中用苦寒而入血分的白头翁为君，清热解毒，凉血止痢；黄连苦寒，泻火解毒，燥湿厚肠，为治痢要药；黄柏清下焦湿热，两药共助君药清热解毒，尤能燥湿治痢，共为臣药；秦皮苦涩而寒，清热解毒而兼以收涩止痢，为佐使药。四药合用，共奏清热解毒，凉血止痢之功。

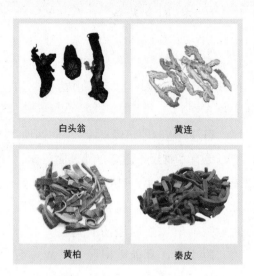

白头翁　黄连

黄柏　秦皮

药材档案

白头翁

别名：翁草、野丈人、白头公、犄角花、老翁花、胡王使者。

来源：为毛茛科植物白头翁的干燥根。

药材特征：本品呈类圆柱形或圆锥形。稍扭曲，长6～20厘米，直径0.5～2厘米。表面黄棕色或棕褐色。具不规则纵皱纹或纵沟，皮部易脱落，露出黄色的木部，有的有网状裂纹或裂隙，近根头处常有朽状凹洞。根头部稍膨大，有白色绒毛，有的可见鞘状叶柄残基。质硬而脆，断面皮部黄白色或淡黄棕色，木部淡黄色。气微，味微苦涩。

性味归经：苦，寒。归胃、大肠经。

功效主治：清热解毒，凉血止痢。用于热毒血痢，阴痒带下。

用量用法用量：9～15克，煎服。鲜品15～30克，外用：适量。

> 下利后更烦，按之心下濡者，为虚烦也，栀子豉汤主之。

患者患下利后，由于热邪内扰，因而虚烦不安，用手按压心窝部时感觉柔软，表示并无有形的实邪停滞，属于虚烦，应当服用栀子豉汤治疗。

◄ 栀子豉汤 ►

栀子豉汤治虚烦，懊憹颠倒不得眠，呕吐少气加姜草，胸窒结痛药不添。

处方：栀子9克（劈），香豉4克（绵裹）。

功能主治：清热除烦。治发汗吐下后，余热郁于胸膈，身热懊憹，虚烦不得眠，胸脘痞闷，按之软而不痛，嘈杂似饥，但不欲食，舌质红，苔微黄，脉数。

用法用量：以水400毫升，先煮栀子，得250毫升，纳豉煮取150毫升，去滓，分为二服，温进一服，得吐，止后服。

加减：若邪热伤气者，加甘草，以益气；若热扰胃气上逆者，加生姜，以和胃降逆；若口渴者，加石膏、知母，以清热生津；若心烦者，加黄连、竹叶，以清热除烦等。

备注：方中栀子味苦性寒，泄热除烦，降中有宣；香豉体轻气寒，升散调中，宜中有降。二药相合，共奏清热除烦之功。

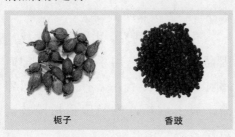

| 栀子 | 香豉 |

下利清谷，里寒外热，汗出而厥者，通脉四逆汤主之。

患者出现水样腹泻，夹杂有不能消化的食物，是因脾肾阳虚，阴寒内盛，不能腐熟所致，故体内有寒，体外有热，如果出汗后而四肢冰凉的，属于阴盛格阳的症候，应当服用通脉四逆汤治疗。

《通脉四逆汤方》

倍加干姜名通脉，温阳守中血脉畅。

处方：甘草6克（炙），附子15克（生用），干姜9克。

功能主治：回阳通脉。治少阴病，下利清谷，里寒外热，手足逆冷，脉微欲绝，身反不恶寒，其人面色赤，或腹痛，或干呕，或咽痛，或利止脉不出者。

用法用量：以水600毫升，煮取240毫升，去滓，分温再服。

加减：面色赤者，加葱9茎；腹中痛者，去葱，加芍药6克；呕者，加生姜6克；咽痛者，去芍药，加桔梗3克；利止脉不出者，去桔梗，加人参6克。

备注：通脉四逆汤证除"少阴四逆"外，更有"身反不恶寒，其人面色赤，或腹痛，或干呕，或咽痛，或利止，脉不出"等，是阴盛格阳、真阳欲脱之危象，所以在四逆汤的基础上重用姜、附用量，冀能阳回脉复，故方后注明"分温再服，其脉即出者愈"。若吐下都止，汗出而厥，四肢拘急不解，脉微欲绝者，是真阴真阳大虚欲脱之危象，故加苦寒之胆汁，既防寒邪拒药，又引虚阳复归于阴中，亦是反佐之妙用。是以方后注明："无猪胆，以羊胆代之"。

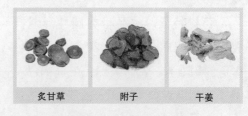

| 炙甘草 | 附子 | 干姜 |

下利，肺痛，紫参汤主之。

患者腹泻而感到肺部疼痛的，由于肺与大肠相互为表里脏腑，属于大肠湿热传变至肺所致，应当服用紫参汤治疗。

紫参汤方

利而肺痛是何伤，浊气上干责胃肠，
八两紫参三两草，通因通用细推详。

处方： 紫参25克，甘草9克。

功能主治： 清热止痛。下利，里急后重，或胸痛，或腹痛。

用法用量： 上2味，以水500毫升，先煮紫参，取200毫升，再下甘草，煮取150毫升，分3次温服。

加减： 若腹痛者，加白芍、延胡索，以活血缓急止痛；若气滞者，加木香、槟榔，以行气导滞；若便脓血者，加当归、赤芍，以活血凉血；若肛门灼热者，加黄连、黄芩，以清热燥湿等。

备注： 方中紫参清热解毒，凉血散结，止利除湿。甘草清热解毒，益气和中，缓急止痛。

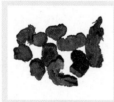

紫参　　　　　　甘草

气利①，诃梨勒散主之。

患者腹泻下利，大便随屎气而排出的，是脾胃虚寒，气机下陷，不能固摄所致，应当服用诃梨勒散治疗。

【注释】

①气利：指下利滑脱，大便随屎

气排出。

诃黎勒散方

诃黎勒散涩肠便，气利还需固后天，
十个诃黎煨研末，米饮调和不须煎。

处方： 诃黎勒10枚（煨）。

制法： 上一味，为散。

功能主治： 涩肠止泻。治虚寒性肠滑气利。泄泻滑脱不禁，大便随气而出。

用法用量： 粥饮和，顿服。

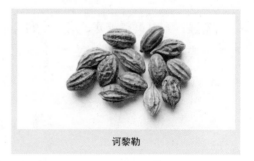

诃黎勒

■ 附方

《千金翼》小承气汤：治大便不通，哕数谵语。

《千金翼方》用小承气汤治疗大便不通，呃逆频作，神昏谵语。

《外台》黄芩汤：治干呕下利。

《外台》黄芩汤：主治呕吐无物，兼有下利的病证。

《外台》黄芩汤

黄芩汤治少阳利，大枣甘草芍药立，
少阳下利利不爽，清热止利功效谛。

处方：黄芩、芍药、甘草各6克，大枣12枚。

功能主治：清热止利，和中止痛。治伤寒，太阳与少阳合病，身热口苦，腹痛下利。

用法用量：以水1升，煮取600毫升，去滓，温服200毫升，日二服。

加减：若肛门灼热者，加黄连、赤芍，以清热燥湿凉血；若利下后重者，加白头翁、木香，以清热行气除后重；若胸胁胀满者，加柴胡、枳实，以行气降逆等。

备注：方中黄芩苦寒，清热止利；芍药味酸，敛阴和营止痛；甘草、大

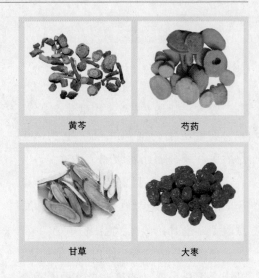

黄芩　　　芍药

甘草　　　大枣

枣和中缓急。诸药合用，共奏清热止利，和中止痛之功。

【本篇精华】

1. 介绍疮痈、肠痈、金疮、浸淫疮四种病症的不同表现；
2. 论述疮痈、肠痈、金疮、浸淫疮的治疗方法。

【原文】→【译文】

诸浮数脉，应当发热，而反洒淅恶寒，若有痛处，当发其①痈。

各类属于浮数的脉象，应当兼有发热的症状，但是患者却反而怕冷，像被冷水浇在身上一般，如果身体某处疼痛，表示此处即将要形成痈肿。

【注释】

①其：语助词，无意义。

师曰：诸痈肿，欲知有脓无脓，以手掩肿上，热者为有脓，不热者为无脓。

老师说：要分辨各种痈肿是否有脓的方法，是将手按在患处上，有热感的，表示有脓；没有热感的，表示无脓。

肠痈之为病，其身甲错，腹皮急，按之濡，如肿状，腹无积聚，身无热①，脉数，此为腹内有痈脓，薏苡附子败酱散主之。

患肠痈病，全身肌肤粗糙得像鳞甲一般，腹部皮肤拘急，按压时则柔软好像肿胀一般，但并无积聚肿块，同时身体不发热却兼有数脉的，这是因为肠内有痈脓的缘故，应当服用薏苡附子败酱散治疗。

【注释】

①身无热：阳气不足，正不盛邪之证。

⟨薏苡附子败酱散方⟩

气血凝痈阻外肤，腹皮虽急按之濡，
附宜二分薏仁十，败酱还须五分驱。

处方： 薏苡仁30克，附子6克，败酱15克。

制法： 上药三味，杵为粗末。

功能主治： 排脓消肿。治肠痈内已成脓，身无热，肌肤甲错，腹皮急，如肿状，按之软，脉数。现用于急性阑尾炎脓肿已成，或慢性阑尾炎急性发作，腹部柔软，压痛不明显，并见面色苍白，脉弱等阳虚证候者。

用法用量： 用水 400 毫升，煎至 200 毫升，顿服。

加减： 若舌淡口不渴者，加桂枝、干姜，以温阳散寒；若腹胀者，加槟榔、木香，以行气导滞；若腹中结块者，加穿山甲、牡蛎，以软坚散结通络；若疼痛明显者，加郁金、延胡索，以活血行气止痛；若恶寒明显者，加细辛、乌药，以温阳散寒止痛等。

备注： 本方所治肠痈，是由素体阳虚，寒湿瘀血互结，腐败成脓所致。方中重用薏苡仁利湿排脓，轻用附子扶助阳气，以散寒湿，佐以败酱破瘀排脓。配合成方，共奏利湿排脓，破血消肿之功。

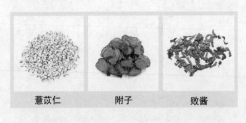

薏苡仁　　　附子　　　败酱

肠痈者，少腹肿痞，按之即痛，如淋，小便自调，时时发热，自汗出，复恶寒。其脉迟紧者，脓未成，可下之，当有血。脉洪数者，脓已成，不可下也。大黄牡丹汤主之。

患肠痈病，症状表现为：少腹部肿胀痞硬，按压时疼痛牵引到阴部，像淋病一般，小便正常，时常发热，自汗出，又怕冷。

如果出现迟而紧的脉象，表示痈脓尚未形成，应当用泻下法治疗。服药后，大便应当出现黑色，表示淤血由大便排出。

如果脉象洪数的，则表示痈脓已经形成，就不能用泻下法，应当服用大黄牡丹汤治疗。

大黄牡丹汤方

肿居少腹下肠痈，黄四牡丹一两从，
瓜子半升桃五十，芒硝三合泄肠脓。

处方： 大黄、瓜子各 12 克，牡丹 3 克，桃仁、芒硝各 9 克。

功能主治： 泻热破瘀，散结消肿。主肠痈初起，右少腹疼痛拒按，甚则局部有痞块，发热恶寒，自汗出，或右足屈而不伸，苔黄腻，脉滑数者。

用法用量： 上五味，用水 600 毫升，煮取 200 毫升，去滓；纳芒硝，再煎沸，顿服之，有脓当下，如无脓当下血。

加减： 若毒热盛者，加银花、蒲公英，以清热解毒；若瘀血明显者，加丹参、赤芍，以凉血散瘀；若气滞明显者，加川楝子、延胡索，以行气散瘀；若疼痛明显者，加川楝子、乳香、没药，以行气活血止痛等。

备注： 本方治症属于热毒蕴结于

肠，气血瘀滞不通而成。方中大黄清热解毒，祛瘀通便；丹皮凉血散瘀为君，芒硝助大黄清热解毒，泻下通便为臣；桃仁、丹皮活血化瘀为佐，冬瓜仁排脓散结为使。五味合用，共奏泻热逐瘀，散结消痈之功。

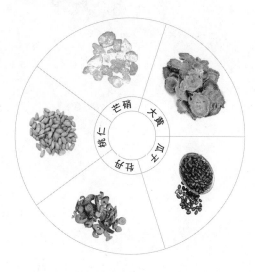

问曰：寸口脉浮微而涩，然当亡血，若汗出，设不汗者云何？

答曰：若身有疮，被刀斧所伤，亡血故也。

问：如果寸口部出现浮微而涩的脉象，原本应当出现吐血、下血等失血，以及汗出的症状，如果没有出汗，这是什么原因呢？

答：这是因为身上有金疮，是被刀斧砍伤而失血的缘故。

病金疮，王不留行散主之。

小疮即粉之，大疮但服之，产后亦可服。如风寒，桑东根勿取之。前三物皆阴干百日。

治疗被刀斧等所伤而导致的金疮病，应当服用王不留行散治疗。

治疗小疮可以外敷，治疗大疮则应内服，产后也可服用。如果外感风寒，则不要用桑根白皮。前3味药都要阴干100天。

《王不留行散方》

金疮诹採不留行，桑蒴同行十分明，
苓朴芍姜均二分，三椒十八草相成。

处方： 王不留行、蒴藋细叶、桑白皮各75克，甘草135克，川椒（除目及闭口，去汗）22克，厚朴、黄芩、干姜、芍药各15克。

制法： 上九味，将前三味烧灰存性，合余药为末。

功能主治： 治金疮。

用法用量： 每服1克。疮小者外敷，疮大者内服，产后亦可服。

若感受风寒，去桑白皮。

加减： 若瘀血明显者，加三七、穿山甲，以活血消肿；若疼痛明显者，加苏木、乳香、没药，以活血消肿止痛；若疼痛走窜者，加柴胡、栝楼根，以行气消肿等。

备注： 方中王不留行宣通血脉，活血化瘀，通达经气，消除肿痛，通畅脉络；蒴藋细叶活血化瘀，消肿痛，通经理血疗瘀伤，散瘀散结下恶血；桑东南根白皮主伤中脉绝，主金伤；黄芩凉血和阴，清郁热止血；干姜温通血脉；芍药通络养血；川椒温运血脉，通阳化瘀；厚朴下气理气；甘草益气和中。

调血，消痈排脓；芍药泻血中瘀热，祛瘀而生新；桔梗宣达气机。鸡子黄顾护胃气而和中气。

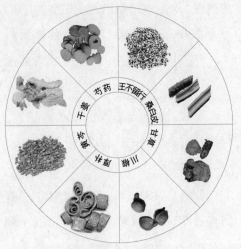

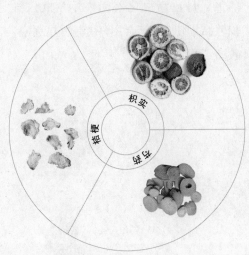

排脓散方

排脓散药本灵台，枳实为君十六枚，
六分芍兮二分桔，鸡黄一个简而该。

处方：枳实16克，芍药18克，桔梗6克。

功能主治：疮痈，肠痈。疮家胸腹拘满，若吐黏痰，或便脓血者。

用法用量：取鸡子黄1枚，以药散与鸡黄相等，揉和令相得，饮和服之，日1服。

加减：若痛脓者，加冬瓜子、败酱草，以清热排脓；若呕吐者，加竹茹、黄连，以清热降逆；若大便干者，加大黄、芒硝，以泻热通便；若呕吐脓血者，加茜草、棕榈、生地，以化瘀止血等。

备注：方中枳实苦寒清热，理气

排脓汤方

排脓汤与散悬殊，一两生姜二草俱，
大枣十枚桔三两，通行营卫是良图。

处方：甘草2两，桔梗3两，生姜1两，大枣10枚。

功能主治：行气血，和荣卫。开提肺气，调和营卫。主治疮痈，肠痈。

用法用量：上4味，以水3升，煮取1升，温服5合，日服2次。

加减：若呕吐者，加陈皮、半夏，以降逆止呕；若脘腹疼痛者，加白芍、乳香、没药，以行气活血，缓急止痛；若气血虚者，加黄芪、当归，以补益气血等。

备注：方中甘草解毒排脓，益气扶正；生姜温胃散寒；桔梗排胃中痈脓；

大枣、甘草，益气和中。

脏腑。

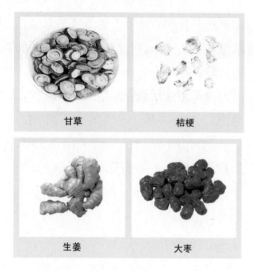

甘草　桔梗

生姜　大枣

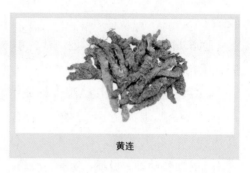

黄连

浸淫疮，黄连粉主之。

患浸淫疮病，应当服用黄连粉治疗。

《黄连粉方》

黄连粉方浸淫疮，清热解毒效非常，
病证表现在肌表，临证加味不可少。

处方： 黄连30克。（编者注：原方无剂量，此乃编者所加。）

制法用法： 上一味，研末为散，和水内服7.5克。亦可外用涂患处，剂量斟酌用之。（编者注：仲景未言用法，此乃编者所加。）

加减： 若热毒盛者，加栀子、石膏、蒲公英，以清热燥湿解毒；若发热者，加银花、连翘、大黄，以清泻热毒等。

备注： 方中黄连清心泻热，燥湿解毒，善于治疗毒热在肌肤营卫

药材档案

黄连

别名： 黄连、川连、尾连、姜连、萸连、川黄连、萸黄连。

来源： 本品为毛茛科多年生草本植物黄连三角叶黄连的根茎。

药材特征：

味连：多集聚成簇，常弯曲，形如鸡爪，单枝根茎长3～6厘米，直径0.3～0.8厘米。表面灰黄色或黄褐色，粗糙，有不规则结节状隆起、须根及须根残基，有的节间表面平滑如茎秆，习称"过桥"。上部多残留褐色鳞叶，顶端常留有残余的茎或叶柄，质硬，断面不整齐，皮部橙红色或暗棕色，木部鲜黄色或橙黄色，呈放射状排列，髓部有的中空。气微，味极苦。

雅连：多为单枝，略呈圆柱形，微弯曲，长4～8厘米，直径0.5～1厘米。"过桥"较长。顶端有少许残茎。

云连：弯曲呈钩状，多为单枝，较细小。

性味归经：苦，寒。归心、脾、胃、肝、胆、大肠经。

功用主治：清热燥湿，泻火解毒。用于湿热痞满，呕吐吞酸，泻痢，黄疸，高热神昏，心火亢盛，心烦不寐，心悸不宁，血热吐衄，目赤，牙痛，消渴，痈肿疔疮；外治湿疹，湿疮，耳道流脓。

酒黄连善清上焦火热。用于目赤，口疮。姜黄连清胃和胃止呕。用于寒热互结，湿热中阻，痞满呕吐。萸黄连舒肝和胃止呕。用于肝胃不和，呕吐吞酸。

用量用法用量：内服：3～10克，煎服；入丸、散1～1.5克。外用：适量。炒用制其寒性，姜汁炒清胃止呕，酒炒清上焦火，吴茱萸炒清肝胆火。

金匮要略

卷下

【本篇精华】

1. 论述跌蹶病的症状及治疗方法；
2. 论述手指臂肿的症状及治疗方法；
3. 论述转筋的症状及治疗方法；
4. 论述阴狐疝的症状及治疗方法；
5. 论述蛔虫病的症状及治疗方法。

【原文】→【译文】

师曰：病跌蹶①，其人但能前，不能却，刺腨②入二寸，此太阳经伤也。

老师说：患跌蹶病，患者只能向前行走，不能往后退，可取小腿肚的穴位用针灸来治疗，针刺2寸深，这是因为太阳经遭受损伤的缘故。

【注释】

①跌蹶：跌，足背；蹶，颠仆或挫折。跌蹶可能是因跌仆颠倒，而伤了太阳经脉的病证。

②腨：指腓肠肌。腓腨，即小腿肚，属阳明。是太阳经络所过之处，与阳明经气会合于正扬承筋之间。

患者常以①手指臂肿动，此人身体瞤瞤者，藜芦甘草汤主之。藜芦甘草汤方：方未见。

患者经常出现手指与臂部肿胀抽动，并且身体筋肉跳动的，应当服用藜芦甘草汤治疗。藜芦甘草汤方：未见。

【注释】

①常以：以，语助词。常以，即时常的意思。

转筋之为病，其人臂脚直，脉上下行，微弦。转筋入腹①者，鸡屎白散主之。

患转筋病，症状表现为：患者的四肢强直，脉象直上直下、微弦，转筋牵引到腹部的，应当服用鸡屎白散治疗。

【注释】

①转筋入腹：筋痛自两腿牵引少腹。

《鸡屎白散》

鸡屎白散治转筋，筋脉拘急脉不和，益阴清热缓筋急，转筋为病病能好。

处方：鸡屎白。

制法：上为散。

功能主治：转筋，臂脚直，脉上下行，微弦，转筋入腹者。

用法用量：每服方寸匕，以水6合和，温服。

加减：若阴虚筋急者，加白芍、木瓜，以缓急和络舒筋；若湿热者，加黄柏、通草，以清热燥湿利脉等。

备注：方中鸡屎白泄热存阴，益阴和脉，缓急止挛，通利小便，善于治疗筋脉挛急。

阴狐疝①气者，偏有小大，时时上下，蜘蛛散主之。

患阴狐疝气病，两侧阴囊一侧大，一侧小，有时在上面，有时在下面，应当服用蜘蛛散治疗。

【注释】

①狐疝：疝气的变化多而不可测，像传说中"狐"一样，故名。

《蜘蛛散方》

阴狐疝气久难医，大小攸偏上下时，熬杵蜘蛛十四个，桂枝半两恰相宜。

处方：蜘蛛14枚（熬焦），桂枝7克。

制法：上二味，研末为散。

功能主治：破结行气，温肝散寒。治阴狐疝气，偏有小大，时时上下。

用法用量：每服1克，米饮调下，一日二次。或作蜜丸。

加减：若少腹恶寒者，加乌药、小茴香，以温暖散寒；若少腹疼痛者，加川楝子、木香，以行气止痛等。

备注：方中蜘蛛破除结滞，疏通经气，通达阳气，以疗狐疝。桂枝散肝寒，制阴狐（即阴囊收缩），通筋脉。

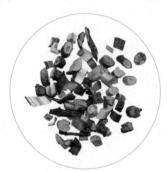

桂枝

问曰：病腹痛有虫，其脉何以别之？

师曰：腹中痛，其脉当沉，若弦，反洪大，故有蛔虫。

有人问：患腹痛病，如何根据脉象来分辨是一般的腹痛，还是由寄生虫所引起的腹痛呢？

老师回答：一般性腹痛应当出现沉弦的脉象，如果反而出现洪大的脉象，就表示是由蛔虫所引起。

蛕虫之为病，令人吐涎，心痛，发作有时，毒药不止[1]，甘草粉蜜汤主之。

患蛔虫病，口吐清水，心窝部疼痛，发作有一定的时间，用杀虫药治疗而无效的，应当服用甘草粉蜜汤治疗。

【注释】

①毒药不止：是指用过多种驱虫毒药，不能制止。

甘草粉蜜汤方

蛕虫心痛吐涎多，毒药频攻痛不差，
一粉二甘四两蜜，煮分先后取融合。

处方： 甘草6克，粉3克，蜜12克。

功能主治： 治蛔虫病。吐涎，腹痛，发作有时，服毒性杀虫药，腹痛不能止者。

用法用量： 上三味，以水600毫升，先煮甘草取400毫升，去滓，纳粉、蜜，搅令和，煎如薄粥，温服200毫升。愈即止。

加减： 若虫证属寒者，加干姜、蜀椒，以温中祛寒；若虫证属热者，加黄连、黄柏，以清热燥湿；若食积虫疳者，加神曲、麦芽、使君子，以

消食化积；若夹正虚者，加人参、当归，以益气扶正等。

备注： 关于本方中的"粉"，过去有两种解释：一说是铅粉，为杀虫峻药；一说是米粉，为和中养胃之晶。如治蛔虫病，可用铅粉；蛔痛屡服杀虫剂而痛未解，则用米粉。

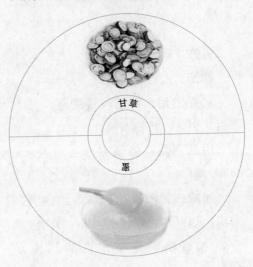

甘草

蜜

蛔厥者，当吐蛔。今病者静而复时烦，此为脏寒，蛔上入膈，故烦。须臾复止，得食而呕，又烦者，蛔闻食臭出，其人常自吐蛔。

患蛔厥病的人，应当吐出蛔虫，如今患者安静而又时常烦躁，表示内脏虚寒，蛔虫上入于胸膈，因而烦躁；等过一会儿则烦躁就会停止；如果进食后就呕吐，又烦躁的，这是因为蛔虫闻到饮食的气味后上窜，导致患者自行吐出蛔虫。

蛔厥者，乌梅丸主之。

患蛔厥病，应当服用乌梅丸治疗。

乌梅丸方

乌梅丸中细辛桂，参附椒柏姜连归，
蛔厥久痢皆可治，安蛔止痛次方珍，
乌梅丸用细辛桂，人参附子椒姜继，
黄连黄柏及当归，温脏安蛔寒厥剂。

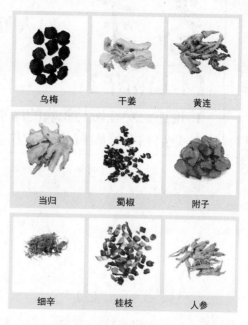

乌梅　　干姜　　黄连
当归　　蜀椒　　附子
细辛　　桂枝　　人参

处方：乌梅 300 枚，干姜 140 克，黄连 224 克，当归、蜀椒（出汗）各 56 克，附子（去皮，炮）、细辛、桂枝（去皮）、人参、黄柏各 84 克。

制法：上十味，各捣筛，混合和匀；以苦酒渍乌梅一宿，去核，蒸于米饭下，饭熟捣成泥，和药令相得，纳臼中，与蜜杵二千下，丸如梧桐子大。

功能主治：温脏安蛔。治蛔厥。脘腹阵痛，烦闷呕吐，时发时止，得食则吐，甚至吐蛔，手足厥冷，或久痢不止，反胃呕吐，脉沉细或弦紧。现用于胆道蛔虫病。

用法用量：空腹时饮服 10 丸，一日三次，稍加至 20 丸。

注意：服药期间，忌生冷、滑物、臭食等。

备注：本方所治蛔厥，是因胃热肠寒，蛔动不安所致。蛔虫得酸则静，得辛则伏，得苦则下，故方中重用乌梅味酸以安蛔，配细辛、干姜、桂枝、附子、川椒辛热之品以温脏驱蛔，黄连、黄柏苦寒之品以清热下蛔；更以人参、当归补气养血，以顾正气之不足。全方合用，具有温脏安蛔，寒热并治，邪正兼顾之功。

【本篇精华】

1. 论述妇女妊娠与积病的区别；
2. 介绍妇女妊娠病的治疗方法。

【原文】→【译文】

师曰：妇人得平脉①，阴脉②小弱，其人渴，不能食，无寒热，名妊娠，桂枝汤主之。于法六十日当有此证，设有医治逆者，却一月，加吐下者，则绝之。

老师说：妇人出现平和的脉象，只有尺部的脉象稍弱，口渴，不能进食，没有恶寒发热，这是妊娠的反应，应当服用桂枝汤治疗。

通常在妊娠60天左右时会出现这些症状，如果因为医生误治，病情延误1个月而出现上吐下泻的，应当停止用药。

【注释】

①平脉：是平和无病之脉。

②阴脉：指尺脉。

妇人宿有癥病，经断未及三月，而得漏下不止，胎动在脐上者，为癥痼害。妊娠六月动者，前三月经水利时，胎下血者，后断三月衃①也。所以血不止者，其癥不去故也。当下其癥，桂枝茯苓丸主之。

妇人平素患有积病，停经不足3个月，出现子宫出血断续不止，自觉在脐上有胎动的，这是由于积病造成的。

如果在停经前3个月的月经正常，停经6个月后才感觉胎动的，才是胎儿。

假如停经前3个月，月经一直紊乱，在停经后3个月，又出现漏下晦暗的瘀血，这是积病而不是胎儿。之所以会出血不止，是因为积病未除的缘故，应当用泻下法攻其积，以桂枝茯苓丸治疗。

【注释】

①疢：一般指色紫而暗的瘀血。

桂枝茯苓丸方

症痼未除恐害胎，胎安症去悟新裁，
桂苓丹芍桃同等，气血阴阳本未该。

处方：桂枝、茯苓、牡丹（去心）、桃仁（去皮、尖，熬）、芍药各等分。

制法：上药五味，研末，炼蜜为丸，如兔屎大。

功能主治：活血化瘀，缓消症块。治妇人宿有症病，经断未及三月，而得漏下不止，胎动在脐上；月经困难；经停腹胀痛；难产；胎死腹中；胞衣不下；产后恶露不尽而腹痛拒按者。

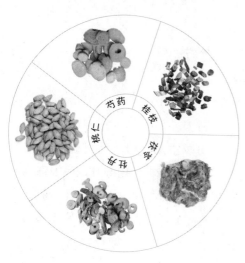

用法用量：每于空腹时服1丸，不知，加至3丸。

加减：若瘀血重者，加水蛭、虻虫，以破血通络消癥；若大便干结者，加大黄、芒硝，以攻硬软坚；若经气不利者，加通草、当归，以活血通络等。

备注：方中桂枝温阳通脉，芍药养血和营，桃仁破血消症，丹皮活血散瘀，茯苓益气养心。以蜜为丸，取其渐消缓散之义。

妇人怀娠六七月，脉弦发热，其胎愈胀，腹痛恶寒者，少腹如扇①。所以然者，子脏②开故也，当以附子汤温其脏。

妇人怀孕至六七个月时，出现脉弦、发热，自觉腹胀加重，腹部疼痛，怕冷，少腹部好像被扇子扇风一般寒冷的，这是子宫大开的缘故，应当服用附子汤温暖子宫。

【注释】

①少腹如扇：形容少腹有冷如风吹的感觉。

②子脏：子宫。

师曰：妇人有漏下者，有半产后因续下血都不绝者，有妊娠下血者。假令妊娠腹中痛，为胞阻，胶艾汤主之。

老师说：妇人子宫出血，通常会有三种情况：一是月经淋漓不断地下血，二是小产后出血不止，三是怀孕期间阴道出血。如果怀孕后又出现腹部疼痛的，属于胞阻病，应当服用胶艾汤治疗。

芎归胶艾汤方

—— （一方加干姜一两，胡氏治
妇人胞动，无干姜）

妊娠腹满阻胎胞，二两川芎草与胶，
归艾各三芍四两，六两地黄去枝梢。

处方：川芎、阿胶、甘草各6克，
艾叶、当归各9克，芍药12克，干地
黄15克。

功能主治：养血止血，调经安胎。
妇人冲任虚损，血虚有寒证。崩漏下
血，月经过多，淋漓不止，产后或流
产损伤冲任，下血不绝；或妊娠胞阻，
胎漏下血，腹中疼痛。

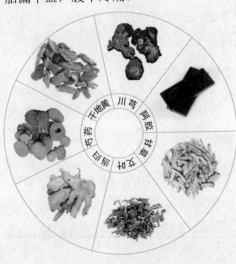

用法用量：上七味，除阿胶外，
以水1升、清酒600毫升合煮，取600
毫升，去滓，入阿胶溶化，每服200毫升，
日三服；不愈更作。

备注：方中阿胶补血滋阴，安胎
止血，艾叶温经止血，安胎止痛，共

为君药；当归、芍药、地黄、川芎即
后世之四物汤，养血和血，调补冲任，
均为臣佐药；甘草健脾和中，配芍药
缓急止痛，合阿胶善于止血。诸药配合，
以养血止血为主，兼能调经安胎。

妇人怀妊，腹中痛①，当归芍药散
主之。

妇人怀孕后，出现腹中拘急，绵
绵而痛的，应当服用当归芍药散治疗。

【注释】

①痛：音jiǎo，指腹中急痛；读
xiǔ音，指腹中绵绵作痛。

当归芍药散方

妊娠绞痛势绵绵，三两归芎润且宣，
芍药一斤泽减半，术苓四两妙盘旋。

处方：当归、川芎各9克，芍
药18克，茯苓、白术、泽泻各
12克。

制法：上六味，杵为散。

功能主治：疏肝健脾。主妇人妊
娠，肝郁气滞，脾虚湿胜，腹中疠痛。
现用于妇女功能性水肿、慢性盆腔炎、
功能性子宫出血、痛经、妊娠阑尾炎，
以及慢性肾炎、肝硬化腹水、脾功能
亢进等属脾虚肝郁者。

用法用量：每服6克，温酒送下，
一日三次。

备注：本方主治妇人肝虚气郁，

脾虚血少，肝脾不和之证，重用芍药以敛肝止痛，白术、茯苓健脾益气，合泽泻淡渗利湿，佐当归、川芎调肝养血。诸药合用，共奏肝脾两调，补虚渗湿之功。

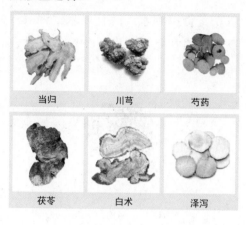

当归　　川芎　　芍药

茯苓　　白术　　泽泻

据《元和纪用经》所载，本方原用于养生，能"祛风，补劳，养真阳，退邪热，缓中，安和神志，润泽容色；散寒邪、温瘴、时气。安期先生赐李少君久饵之药，后仲景增减为妇人怀妊腹痛方。"

妊娠呕吐不止，干姜人参半夏丸主之。

如果妇人怀孕呕吐不止的，应当服用干姜人参半夏丸治疗。

《干姜人参半夏丸方》

呕吐迁延恶阻名，胃中寒饮苦相萦，参姜一两夏双两，姜汁糊丸古法精。

处方：干姜、人参各 14 克，半夏 28 克。

制法：上药三味为末，以生姜汁煮糊为丸，如梧桐子大。

功能主治：治妇人妊娠呕吐不止。

用法用量：饮服 10 丸，一日三次。

加减：若呕吐者，加陈皮、竹茹，以降逆止呕；若气虚者，加白术、扁豆，以益气健脾等。

备注：方中干姜温脾胃而散寒，暖中阳而纳运；人参补益脾胃；半夏醒脾胃而理气机，降逆止呕；生姜汁温胃散寒化饮，降逆和中。

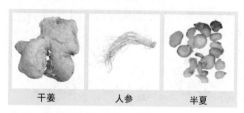

干姜　　人参　　半夏

妊娠小便难，饮食如故，归母苦参丸主之。

如果妇人怀孕后，小便不通利，饮食正常的，应当服用当归贝母苦参丸治疗。当归贝母

《当归贝母苦参丸方》

——（男子加滑石半两）

饮食如常小水难，妊娠郁热液因干，苦参四两同归贝，饮服三丸至十九。

处方：当归、贝母、苦参各 60 克。

制法：上三味研为细末，炼蜜为丸，如小豆大。

功能主治：主妊娠小便难，饮食如故。

用法用量：每服3丸，米饮下。渐加至10丸。

男子加滑石10克。

加减：若小便不利甚者，加瞿麦、茯苓，以化瘀益气利水；若血虚甚者，加阿胶、白芍，以滋补阴血；若湿热明显者，加泽泻、通草，以清热利湿等。

备注：方中当归补血养血，活血行血，润燥滋阴。贝母清热开郁散结，降泄湿热。苦参清热燥湿，逐水通小便。

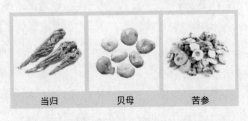

当归　　贝母　　苦参

> 妊娠有水气，身重，小便不利，洒淅恶寒，起即头眩，葵子茯苓散主之。

妇人怀孕期间，脸部、遍身浮肿，身体沉重，小便短少，怕冷、寒战，像是被水泼洒一般，站立时感到头晕的，应当服用葵子茯苓散治疗。

〈葵子茯苓散方〉

头眩恶寒水气干，胎前身重小便难，
一升葵子苓三两，米饮调和病即安。

处方：葵子500克，茯苓90克。
制法：上二味，杵为散。

功能主治：通窍利水。治妊娠水肿，身重，小便不利，洒淅恶寒，起即头眩。

用法用量：用米饮调服3克，一日三服。小便利则愈。

备注：方中冬葵子滑利窍道，配以茯苓健脾利水，而且以米饮调服，既可养胃扶正，亦可防冬葵子之过于滑利。

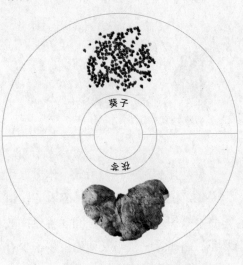

葵子

茯苓

> 妇人妊娠，宜常服当归散主之。

妇人怀孕，应当经常服用当归散。

〈当归散方〉

万物原来自土生，土中涵湿随生生，
一斤芎芍归滋血，八术斤仿大化成。

处方：当归、黄芩、芍药、川芎各210克，白术105克。
制法：上药杵为散。
功能主治：养血健脾，清热安胎。

主妊娠胎动不安。

用法用量： 每服 6 克，温酒送下，每日二次。

备注： 方中当归、芍药补肝养血，合川芎能舒气血之滞；白术健脾补气，黄芩坚阴清热。合而用之，可奏养血健脾，清热安胎之效。

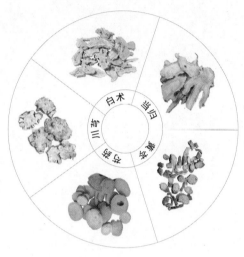

> 妊娠养胎，白术散主之。
>
> 若呕，以醋浆水服之复不解者，小麦汁服之；已后渴者，大麦粥服之。病虽愈，服之勿置。

怀孕后，可以用白术散来养胎。

假如呕吐已经停止而口渴的，可服用大麦粥。如果病情好转，仍然可以继续服用此方。

《白术散方（见《外台》）》

胎由土载术之功，养血相滋妙有劳，
阴气上凌椒摄下，蛎潜龙性得真诠，

苦痛芍药加最美，心下独痛依芎是，
吐食不痛烦又加，加夏甘枣一细使。

处方： 白术，川芎各 30 克，蜀椒 22 克（去汗），牡蛎 15 克。

制法： 上四味，杵为散。

功能主治： 健脾养胎，温中祛寒。妊娠，宿有风冷，胎萎不长。

用法用量： 每次 3 克，用酒调服，日三服，夜一服。

备注： 腹痛，加芍药；心下毒痛，倍加川芎；心烦呕吐，痛不能食饮，加细辛、半夏，服后更以醋浆水服之；若呕，以醋浆水服之；复不解者，小麦汁服之；已后渴者，大麦粥服之。病虽愈，服之勿置。

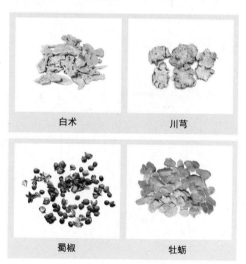

白术　　川芎

蜀椒　　牡蛎

> 妇人伤胎，怀身腹满，不得小便，从腰以下重，如有水气状，怀身七月，太阴当养不养，此心气实，当刺泻劳宫及关元，小便微利则愈。

如果妇人怀孕时伤胎，出现腹部

胀满，小便困难，腰以下沉重肿胀，像患了水气病一样，这是因为怀孕 7 个月时，手太阴心经当养胎而不养胎，导致心气壅滞实满的缘故。此时应当针灸劳官与关元穴，泄掉壅实的心气，如果小便能稍微通利，则病情就会好转。

【本篇精华】

1. 产后妇女易患痉病、郁冒、便秘的原因及症状；
2. 治疗产后妇女病症的药方。

【原文】→【译文】

问曰：新产妇人有三病，一者病痉，二者病郁冒，三者大便难，何谓也？

师曰：新产血虚，多汗出，喜中风，故令病痉；亡血复汗，寒多，故令郁冒；亡津液，胃燥，故大便难。

问：刚生产后的妇女，通常会患三种病，一是痉病，二是郁冒，三是大便困难，这是什么原因呢？

老师回答：由于刚生产后血液亏虚不足，出汗又多，容易感受风邪而形成痉病；产后失血多，又因汗多亡阳，容易感受寒邪，所以形成郁冒；产后失血、汗多，严重耗损津液，导致胃中干燥，因此大便困难。

【注释】

①郁冒：郁，郁闷不舒；冒，昏冒而目不明。郁冒即头昏眼花，郁闷不舒。

产妇郁冒，其脉微弱，不能食，大便反坚，但头汗出。所以然者，血虚而厥①，厥而必冒，冒家欲解，必大汗出。以血虚下厥，孤阳上出②，故头汗出。所以产妇喜汗出者，亡阴血虚，阳气独盛，故当汗出，阴阳乃复。大便坚，呕不能食，小柴胡汤主之。

产妇患郁冒病，脉象微弱，呕吐，不能进食，大便反而坚硬，只有头部出汗，这些症状主要是由于产后血虚，血虚导致阳气逆上，阳气上逆则昏厥，如果能使全身汗出，则昏厥的症状就会缓解。

由于血虚阴亏，阳气独盛，以致孤阳上出，挟着津液外泄，因此只有头部汗出。

产妇之所以容易出汗，主要是由于阴亏血虚，阳气偏盛，治疗时必须使全身出汗，使过盛的阳气随汗而出，以调和阴阳。

如果大便干结，呕吐，不能进食的，应当服用小柴胡汤治疗。

【注释】

①厥：上逆之意。

②孤阳上出：阳气独盛之意。

病解能食，七八日更①发热者，此为胃实，大承气汤主之。

如果用小柴胡汤治疗后，郁冒病缓解，也能进食，但过了七八天后又出现发热的，属于胃实证，应当服用大承气汤治疗。

【注释】

①更：又。

产后腹中痛，当归生姜羊肉汤主之，并治腹中寒疝，虚劳不足。

当归生姜羊肉汤方（见寒疝中）

妇人产后，腹中绵绵作痛，应当服用当归生姜羊肉汤治疗。此方还可以治疗腹中寒疝气痛，以及虚劳不足之证。

当归生姜羊肉汤方：见寒疝中。

产后腹痛，烦满不得卧，枳实芍药散主之。

产后出现腹部疼痛，心烦，胸满，不能安卧的，用枳实芍药散治疗。

《枳实芍药散方》

烦满不卧腹痛频，枳实微浇芍等平，

羊汤方应反看，散调大麦温而新。

处方：枳实（烧令黑，勿大过）、芍药各等分。

制法：上二味，杵为散。

功能主治：治产后腹痛，烦满不得卧；痈肿。

用法用量：每服3克，一日三次，以麦粥下之。

加减：若瘀血明显者，加当归、赤芍，以活血凉血；若气滞者，加陈皮、香附，以行气化滞；若痈脓者，加冬瓜子、桃仁，以活血排脓等。

备注：方中枳实泻肝之逆气，散肝之气郁，清肝之郁热，理肝之血滞。芍药敛阴破血，养血柔肝缓急。大麦粥益脾气，和胃气。

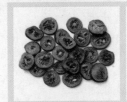 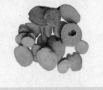

枳实　　　　　芍药

师曰：产妇腹痛，法当以枳实芍药散。假令不愈者，此为腹中有干血着脐下，宜下瘀血汤主之，亦主经水不利。

老师说：产妇腹部疼痛，原本应当用枳实芍药散治疗。如果服药后腹痛不能缓解，这是由于腹中有淤血停滞于肚脐下部，应当服用下瘀血汤治疗。此方也可用于治疗淤血所致的月经不调。

下瘀血汤方

脐下著痛瘀为殃，廿粒桃仁三两黄，
更有蟅虫二十个，酒煎大下亦何伤。

处方：大黄9克，桃仁20枚，蟅虫20枚（熬，去足）。

制法：上药三味为末，炼蜜和为4丸。

功能主治：治产妇瘀阻腹痛，及瘀血阻滞，经水不利，腹中症块等。

用法用量：以酒200毫升，煎1丸，取160毫升，顿服之。

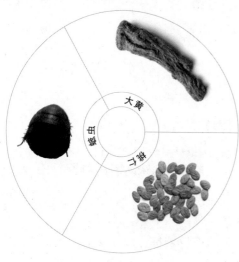

加减：若腹痛者，加白芍、郁金，以活血缓急止痛；若气滞者，加枳实、青皮，以行气导滞；若经气不利者，加当归、通草，以活血通经；若经水不利者，加瞿麦、益母草，以通利经气经脉等。

备注：方中桃仁破血通经，下瘀血，

善疗胞中瘀血或血行不畅。大黄活血化瘀，荡涤瘀血。虫破瘀通络，下瘀血，利血气。

> 产后七八日，无太阳证，少腹坚痛，此恶露①不尽。不大便，烦躁发热，切脉微实，再倍发热，日晡时烦躁者，不食，食则谵语，至夜即愈，宜大承气汤主之。热在里，结在膀胱②也。方见痉病中。

妇人产后七八天，没有出现太阳表证，却出现小腹部坚硬疼痛的症状，这是由于恶露不尽，淤血停滞于子宫所致。如果兼有不能大便，烦躁发热，脉象微实，在下午三四点钟时，烦躁发热更加严重，不能进食，食后则胡言乱语，到了夜晚就好转的，应当服用大承气汤治疗。这是由于邪热停滞于内，壅结在膀胱所致。方见痉病中。

【注释】

①恶露：分娩时流出的瘀血。

②膀胱：这里泛指下焦。

> 产后风①，续之数十日不解，头微痛，恶寒，时时有热，心下闷，干呕汗出，虽久，阳旦证续在耳，可与阳旦汤。

产后中风，发热，妇人在生产后，感受风邪，病情拖延数十天仍不好，出现轻微头痛，怕冷，时常发热，心窝处痞闷，干呕、汗出，病情虽然迁延很久，但仍停留在太阳中风证，此时仍然可以服用桂枝汤治疗，以解表散寒，调和营卫。

【注释】

①风：中风。

产后中风，发热，面正赤，喘而头痛，竹叶汤主之。

妇人在生产后，感受风邪，出现发热，面色发红，气喘，头痛，应当服用竹叶汤治疗。

竹叶汤方

喘热头痛面正红，一防桔桂草参同，
葛三姜五附枚一，枣十二枚竹把充。
颈项强用大附抵，以大易小不同体，
呕为气逆更宜加，半升半夏七次洗。

处方： 竹叶20克，葛根9克，防风、桔梗、桂枝、人参、甘草各3克，附子6克，大枣5枚，生姜15克。

功能主治： 温阳益气，疏风解表。治产后中风，发热面赤，喘而头痛。

用法用量： 上十味，以水1升，煮取300毫升，分二次温服。温覆使汗出。

加减： 若血虚者，加当归、阿胶，以补血生血；若颈项强硬者，加大附子，以温阳通经，散寒解凝，通达筋脉；若气虚者，加黄芪、白术，以健脾益气和中等。

备注： 本方所治之证，属阳气不足，复感风邪所致。方中人参、附子温阳益气，竹叶、葛根轻清宣泄；桂枝、桔梗疏风解肌；甘草、生姜、大枣甘

缓和中，调和营卫。配合同用，既可扶正，又可散邪。

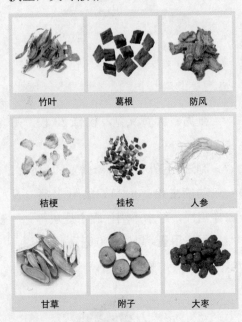

竹叶	葛根	防风
桔梗	桂枝	人参
甘草	附子	大枣

药材档案

竹叶

别名： 苦竹叶、淡竹叶。

来源： 为禾本科植物淡竹的叶。其卷而未放的幼叶，也供药用，称竹叶卷心。

药材特征： 叶呈狭披针形，先端渐尖，基部钝形，边缘之一侧较平滑，另一侧具小锯齿而粗糙；平行脉，次脉6～8对，小横脉甚显著；叶面深绿色，无毛，背面色较淡，基部具微毛；质薄而较脆。气弱，味淡。以色绿、无枝梗、完整者为佳。

性味归经： 苦、甘、淡，寒。归心、

小肠、肺、胃经。

功效主治： 清热生津，清心除烦，利尿。

用量用法用量： 5～15克，煎服。鲜品15～30克。

妇人乳中虚，烦乱呕逆，安中益气，竹皮大丸主之。

妇人在哺乳期间，中气虚弱，如果出现心烦意乱，呕吐的，应当安中益气，以竹皮大丸治疗。

竹皮大丸方

呕而烦乱乳中虚，二分石膏并竹茹，
薇桂一分草七分，枣丸饮服效徐徐。
白薇退热绝神异，有热倍加君须记；
柏实之仁亦宁心，烦满可加一分饵。

处方： 生竹茹、石膏各15克，桂枝、白薇各7.5克，甘草18克。

制法： 上五味，为末，枣肉和丸，弹子大。

功能主治： 清热止呕，安中益气。治妇人产后虚热，心烦不安，恶心呕吐。

用法用量： 以饮服1丸，日三夜二服。

加减： 有热者，倍白薇；烦喘者，加柏实7.5克。

备注： 方中竹茹、石膏清胃热，止呕逆；白薇清虚热；桂枝平冲逆；甘草、大枣安中益气，调和诸药。共

奏清热止呕，安中益气之功。

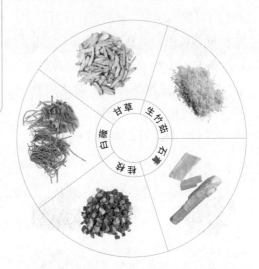

产后下利虚极，白头翁加甘草阿胶汤主之。

妇人生产后，气血不足，又因腹泻下利，导致气血虚极，应当服用白头翁加甘草阿胶汤治疗。

白头翁加甘草阿胶汤方

白头方见伤寒歌，二两阿胶甘草和，
产后利成虚已极，而且缓急莫轻过。

处方： 白头翁、甘草、阿胶各6克，秦皮、黄连、黄柏各9克。

功能主治： 清热治痢，益气养血。治产后痢疾，腹痛里急后重，便下脓血，气血不足者。

用法用量： 上六味，以水1.4升，煮取500毫升，纳胶令消尽，分三次温服。

加减： 若腹痛者，加白芍、木香，

以行气调血；若便脓血者，加当归、赤芍，以凉血理血，止脓血；若后重者，加槟榔、薤白，以行气导滞等。

备注：方中白头翁清肝热，凉肝血，止下利；阿胶养血补血；秦皮清热止利，调畅气机；黄连、黄柏，清热燥湿，厚肠胃而止利；甘草补益中气。

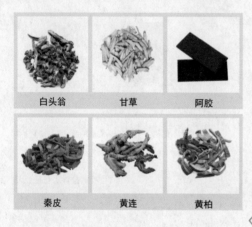

| 白头翁 | 甘草 | 阿胶 |
| 秦皮 | 黄连 | 黄柏 |

（药）（材）（档）（案）

秦皮

别名：秦白皮、青榔木、鸡糠树、白荆树。

来源：本品为木犀科植物苦枥白蜡树、白蜡树、尖叶白蜡树或宿柱白蜡树的干燥枝皮或干皮。

药材特征：

枝皮：呈卷筒状或槽状，长10～60厘米，厚1.5～3毫米。外表面灰白色、灰棕色至黑棕色或相间呈斑状，半坦或稍粗糙，并有灰白色圆点状皮孔及细斜皱纹，有的具分枝痕。

内表面黄白色或棕色，平滑。质硬而脆，断面纤维性，黄白色。气微，味苦。

干皮：为长条状块片，厚3～6毫米。外表面灰棕色，具龟裂状沟纹及红棕色圆形或横长的皮孔。质坚硬，断面纤维性较强。

性味归经：苦、涩，寒。归肝、胆、大肠经。

功效主治：清热燥湿，收涩止痢，止带，明目。用于湿热泻痢，赤白带下，目赤肿痛，目生翳膜。

用量用法用量：6～12克，煎服。外用：适量，煎洗患处。

■ **附方**

《千金》三物黄芩汤

妇人发露得风伤，头不痛兮证亦详，
肢若但烦芩一两，地黄四两二参良。

处方：黄芩、苦参各6克，干地黄12克。

功能主治：清热解毒，养血滋阴。治产后血亏阴虚，风邪入里化热，四肢烦热，头不痛者。

用法用量：上药㕮咀，用水800毫升，煮取300毫升，去滓，分二次温服。

备注：上三味皆纯阴苦寒，伤胃滞血之药，产后虽有烦热，难以轻用，必有质壮气盛，脉证俱实，能食便硬者，始堪任此，用者审之。

功用主治：温中健胃。胁肋牵痛，皮肤枯槁，肌肉消瘦，妇人产血过多，崩伤内竭，面目脱色，唇口干燥，产后服之，令人丁壮。

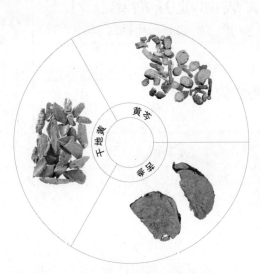

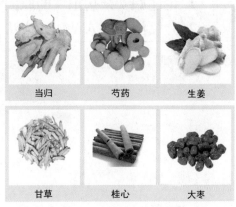

| 当归 | 芍药 | 生姜 |
| 甘草 | 桂心 | 大枣 |

《千金》内补当归建中汤

补中方用建中汤，四两当归去瘀良，
产后虚赢诸不足，调营止痛补劳伤。
服汤行瘀变崩伤，二两阿胶六地黄，
若厥生姜宜变换，温中止血用干姜。
当是归未有川芎代，此法微茫请细详。

处方：当归12克，芍药、生姜各18克，甘草6克，桂心9克，大枣10枚。

用法用量：上六味，咀嚼。以水1升，煮取300毫升，去滓，分二次温服，一日令尽。

加减：若大虚，纳饴糖6两，汤成纳之于火上，饴消；若无生姜，则以干姜3两代之；若其人去血过多，崩伤内竭不止，加地黄6两，阿胶3两，合入神汤成，去滓，纳阿胶；若无当归，以川芎代之。

备注：《张氏医通》：此即黄芪建中之变法。彼用黄芪以助卫外之阳；此用当归以调内营之血。然助外则用桂枝，调中则宜肉桂，两不移易之定法也。

【本篇精华】

1. 论述妇女杂病出现的原因及症状；
2. 介绍治疗妇人杂病的方法。

【原文】→【译文】

妇人中风，七八日续来寒热，发作有时，经水适断，此为热入血室①，其血必结，故使如疟状，发作有时，小柴胡汤主之。

妇人患太阳中风证，出现恶寒发热已经七八天，寒热发作的时间有一定规律，月经也因而停止，这是由于邪热入于血室的缘故。邪热与血液搏结，因此发病时好像疟疾，寒热发作有定时，应当服用小柴胡汤治疗。

【注释】

①血室：狭义的是指子宫，广义的则包括子宫、肝、冲脉、任脉。

妇人伤寒发热，经水适来，昼日明了，暮则谵语，如见鬼状者，此为热入血室，治之无犯胃气及上二焦，必自愈。

妇人感受寒邪而发热，又刚好遇到月经来潮，白天神志正常，夜晚则神昏谵语，精神错乱，好像见到鬼一样，这是因为热入血室。

在治疗时，不要损伤胃气以及上、中二焦，病情必然会自行痊愈。

妇人中风，发热恶寒，经水适来，得七八日，热除脉迟，身凉和，胸胁满，如结胸状，谵语者，此为热入血室也，当刺期门，随其实而取之。

妇人感受风邪，出现发热，怕冷，又刚好遇到月经来潮，经过七八天后，身热已退，出现迟脉，身体凉和，胸胁胀满，好像患了结胸证一样，胡言乱语的，这是热入血室，治疗时应当用针灸法刺期门穴，以泻肝胆实热。

阳明病，下血谵语者，此为热入血室，但头汗出，当刺期门，随其实而泻之，濈然汗出者愈。

妇人患阳明病，出现下血和神昏谵语的，这是热入血室。如果只有头部出汗，治疗时应当针灸期门穴，以泻肝胆实热，使全身微微出汗，则病能愈。

妇人咽中如有炙脔①，半夏厚朴汤主之。

妇人自觉咽喉中好像有肉块梗塞，吐之不出，咽之不下，应当服用半夏厚朴汤治疗。

【注释】

①炙脔：肉切成块名脔，炙脔即烤肉块。

半夏厚朴汤方

半夏厚朴与紫苏，茯苓生姜共煎服，痰凝气聚成梅核，降逆开郁气自舒。

处方：半夏1升，厚朴3两，茯苓4两，生姜5两，干苏叶2两。

功能主治：行气开郁，降逆化痰。主妇人咽中如有炙脔；喜、怒、悲、思、忧、恐、惊之气结成痰涎，状如破絮，或如梅核，在咽喉之间，咯不出，咽不下，此七气所为也；或中脘痞满，气不舒快，或痰涎壅盛，上气喘急，或因痰饮中结，呕逆恶心。

用法用量：水煎服。

加减：若气郁较甚者，可酌加香附、郁金助行气解郁之功；胁肋疼痛者，酌加川楝子、玄明索以疏肝理气止痛；咽痛者，酌加玄参、桔梗以解毒散结，宣肺利咽。

备注：方中半夏辛温入肺胃，化痰散结，降逆和胃，为君药；厚朴苦辛性温，下气除满，助半夏散结降逆，为臣药；茯苓甘淡渗湿健脾，以助半夏化痰；生姜辛温散结，和胃止呕，且制半夏之毒；苏叶芳香行气，理肺舒肝，助厚朴行气宽胸、宣通郁结之气，共为佐药。

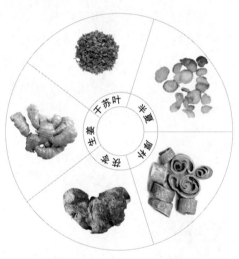

妇人脏躁，喜悲伤欲哭，象如神灵所作，数欠伸，甘麦大枣汤主之。

妇人患脏躁病，出现悲伤哭泣，精神失常，好像有神灵驱使一样，频频打呵欠，伸懒腰，应当服用甘麦大枣汤治疗。

甘草小麦大枣汤方

妇人脏燥如悲伤，如有神灵太息长，小麦一升三两草，十枚大枣力相当。

处方： 甘草9克，小麦9～15克，大枣10枚。

功能主治： 养心安神，补脾益气。治妇人脏阴不足，致患脏燥，精神恍惚，悲伤欲哭，不能自主，呵欠频作，甚则言行失常。现用于癔病、更年期综合征、神经衰弱，属心阴不足者。

用法用量： 上三味，以水600毫升，煮取300毫升，分二次温服。

备注： 方中小麦味甘微寒，养心安神为君；甘草甘平，补脾益气而养心气为臣；大枣性味甘温，补中益气，并润脏燥为佐。配合同用，共奏养心安神，补脾益气之功。

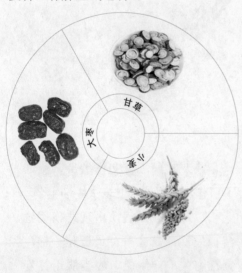

妇人吐涎沫，医反下之，心下即痞。当先治其吐涎沫，小青龙汤主之；涎沫止，乃治痞，泻心汤主之。

小青龙汤方：（见痰饮中）

泻心汤方：（见惊悸中）

妇人吐涎沫，医生误用攻下法，

导致心下痞满的，应当先治疗吐涎沫，以小青龙汤治疗。等到涎沫症状消失后，再治疗心下痞满，以泻心汤治疗。

小青龙汤方：（见痰饮中）

泻心汤方：（见惊悸中）

妇人之病，因虚、积冷、结气，为诸经水断绝至有历年，血寒积结胞门①，寒伤经络。凝坚在上，呕吐涎唾，久成肺痈，形体损分②；在中盘结，绕脐寒疝，或两胁疼痛，与脏相连；或结热中，痛在关元。脉数无疮，肌若鱼鳞，时着男子，非止女身。在下未多，经候不匀。冷阴掣痛，少腹恶寒，或引腰脊，下根气街，气冲急痛，膝胫疼烦，奄忽眩冒③，状如厥癫④，或有忧惨，悲伤多嗔⑤，此皆带下⑥，非有鬼神，久则羸瘦，脉虚多寒。

三十六病⑦，千变万端，审脉阴阳，虚实紧弦，行其针药，治危得安，其虽同病，脉各异源，子当辨记，勿谓不然。

妇人患病的病因，通常是因虚损、积冷与结气所引起，导致月经失调，甚至闭经，历经数年时间，这是由于积冷与结气在于子宫，寒邪损伤经络所致。

如果凝结在上焦，就会影响肺，出现咳吐涎沫，寒邪郁久则化热，邪热损伤肺络，因此形成肺痈病，导致形体消瘦。

如果积冷与结气凝于中焦，就会

形成绕脐疼痛的寒疝病；或是导致肝失疏泄，出现腹痛及两胁疼痛；如果寒邪从热化，邪热壅结于中焦，就会出现脐下关元处疼痛，脉象数，但无疮疡，全身肌肤枯燥好像鳞甲一般，此病也会出现于男子身上，不单只发生在女性身上。

如果积冷与结气凝于下焦，就会导致肝肾病变。妇女下血不多，出现月经不调，前阴疼痛，少腹怕冷，或是疼痛牵引到腰脊部，下连于气街，以致发生冲气急痛，两腿膝部与小腿疼痛不宁，甚至突然出现眩晕昏厥，神志失常，类似厥逆癫痫的症状，或是忧愁，或是悲伤易怒，这些都是由于妇女患带下病所致，并不是鬼神作祟。

如果病情日久不愈，则会导致身体消瘦，脉象虚弱，怕冷。

妇人共有36种疾病，这些疾病的变化十分复杂，医者应当仔细审察脉象的变化，分辨阴阳、虚实、紧弦等脉象，并且根据病证的不同，或是用针，或是用药物来治疗，才能使病情转危为安。因为有些疾病虽然症状相同，但脉象却完全不同，所以必须详细分辨，不要认为这些话是多余的。

【注释】

①胞门：子宫。

②损分：指形体消瘦，与未病前判若两人。

③奄忽眩冒：奄忽，突然之意。

奄忽眩冒，即指突然发生晕厥。

④厥癫：指昏厥、癫狂一类的疾病。

⑤多嗔：时常发怒。

⑥带下：一般指赤白带下，这里泛指妇人经带诸病。

⑦三十六病：有两说，一说同第一篇第13条，一说秦伯未认为三十六病在《金匮》妇人病三篇之内，即包括妊娠病10种、产后病9种、杂病17种，合为三十六病。

> 问曰：妇人年五十所，病下利数十日不止，暮即发热，少腹里急，腹满，手掌烦热，唇口干燥，何也？师曰：此病属带下。何以故？曾经半产，瘀血在少腹不去，何以知之？其证唇口干燥，故知之。当以温经汤主之。

问：妇人已有50岁，患下体出血数十天而不止，傍晚时即发热，少腹部拘急，腹部胀满，手掌心烦热，口干唇燥，这是什么原因呢？

老师回答：这是由于月经不调。有什么根据呢？因为患者曾经小产，有瘀血停滞在少腹还不能完全尽除的缘故。怎么知道瘀血还没有去呢？从口干唇燥的症候就可以推知，应当服用温经汤治疗。

《温经汤方》

温经芎芍草归人，胶归丹皮二两均，
半升半夏麦倍用，姜黄三两对君陈。

处方：吴茱萸、当归、阿胶、麦门冬（去心）各9克，芍药、川芎、人参、桂枝、牡丹皮（去心）、生姜、甘草、半夏各6克。

功能主治：温经散寒，养血祛瘀。治冲任虚寒，瘀血阻滞，月经不调，或前或后，或逾期不止，或一月再行，或经停不至，傍晚发热，手心烦热，唇口干燥；或小腹冷痛，久不受孕者。

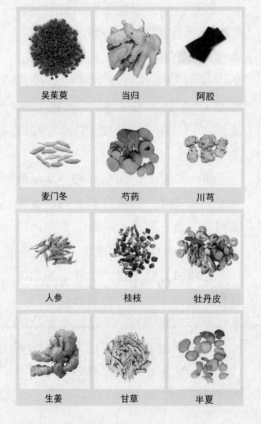

吴茱萸	当归	阿胶
麦门冬	芍药	川芎
人参	桂枝	牡丹皮
生姜	甘草	半夏

用法用量：上十二味，以水1升，煮取300毫升，去滓，分二次温服。

加减：若血瘀明显者，加桃仁、红花，以活血化瘀通经；若肾阳虚者，加仙灵脾、巴戟天、蛇床子，以温补肾阳暖宫；若肾阴虚者，加枸杞子、女贞子，以滋肾填精等。

备注：方中吴茱萸、桂枝温经散寒，通利血脉为君；当归、川芎，芍药、丹皮养血祛瘀为臣；阿胶、麦冬养阴润燥，人参、甘草益气健脾，半夏、生姜降逆温中为佐；甘草调和诸药为使。诸药相配，共奏温经散寒，养血祛瘀之功。

> 带下经水不利[1]，少腹满痛，经一月再见者[2]，土瓜根散主之。

妇人患月经不调，出现少腹胀满疼痛，月经1个月来2次，应当服用土瓜根散治疗。

【注释】

[1]经水不利：指月经行而不畅。

[2]经一月再见者：意指月经一月两潮。

《土瓜根散方》

——（阴㿗肿亦主之）

带直端由瘀血停，月间再见不循经，
蟅瓜桂芍均相等，调协阴阳并自宁。

处方：土瓜根、芍药、桂枝、䗪虫各9克。

功能主治：破瘀通经（主治）月经不调，或过期而至，或一月再行，经行不畅，月经量少，色紫有块，少腹满痛，按之不减或拒按，或少腹按之有硬块，舌质紫暗，脉沉或涩。

用法用量： 上4味，共为细末，每日3次，每次4克，黄酒送服。

加减： 若经气郁滞明显者，加细辛、通草，以温经通脉；若血虚者，加当归、阿胶，以滋补阴血；若瘀血明显者，加桃仁、红花，以活血祛瘀等。

备注： 方中土瓜根化瘀通阳，破积结，消癥瘕；桂枝通达阳气，温达经气，化瘀利血气；芍药养血入络泻瘀；虫破血祛瘀，通畅经气。

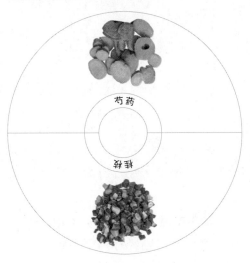

芍药

土瓜根

> 寸口脉弦而大，弦则为减，大则为芤，减则为寒，芤则为虚，寒虚相搏，此名曰革，妇人则半产漏下，旋覆花汤主之。

如果寸口部出现弦大的脉象，脉弦表示气血衰弱，气血衰弱而出现脉象浮大时表示为芤脉，气血衰弱主寒证，芤脉主虚证，寒与虚相合，称为革脉。若是妇人患病，则出现小产或是漏下，应当服用旋覆花汤治疗。

旋复花汤方

处方： 旋复花9克，葱14茎，新绛少许。

功能主治： 理气通阳，活血散瘀。治肝着，胸闷不舒，甚或胀痛，用手按捺捶击稍舒，喜热饮，妇人半产漏下，脉弦大。

用法用量： 用水600毫升，煮取200毫升，顿服之。

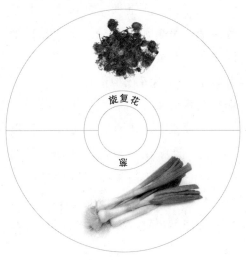

旋复花

葱

加减： 若瘀血明显者，加桃仁、红花，以活血化瘀；若经气不通者，加桂枝、川芎，以通经行气理血；若胸胁痛者，加柴胡、枳实，以行气解郁；

大便不畅者，加大黄、当归，以活血通便等。

备注：方中旋覆花通肝络而行气，散郁滞而通经。葱茎温通阳气，散结活血通络。新绛（茜草）通经脉，活血行血，并制量大之葱茎辛散太过。

药材档案

旋覆花

别名：金钱花、金沸花、满天星、全福花、金盏花、猫耳朵花。

来源：本品为菊科植物旋覆花或欧亚旋覆花的干燥头状花序。

药材特征：本品呈扁球形或类球形，直径 1～2 厘米。总苞由多数苞片组成。呈覆瓦状排列，苞片披针形或条形，灰黄色，长 4～11 毫米；总苞基部有时残留花梗，苞片及花梗表面被白色茸毛，舌状花 1 列，黄色，长约 1 厘米，多卷曲，常脱落，先端 3 齿裂；管状花多数，棕黄色，长约 5 毫米，先端 5 齿裂；子房顶端有多数白色冠毛，长 5～6 毫米。有的可见椭圆形小瘦果。体轻，易散碎。气微，味微苦。

性味归经：苦、辛、咸，微温。归肺、脾、胃、大肠经。

功能主治：降气，消痰，行水，止呕。用于风寒咳嗽，痰饮蓄结，胸膈痞闷，喘咳痰多，呕吐噫气，心下痞硬。

用量用法用量：内服：3～9 克，包煎。

> 妇人陷经[①]，漏下，黑不解，胶姜汤主之。

妇人下体出血而淋漓不断，血色黑且不能停止的，应当服用胶姜汤治疗。

【注释】

①陷经：意即经气下陷，下血不止。

胶姜汤

胶姜汤是妇科方，阳虚血虚效最良，经水漏下血不止，温阳补血止血长。

处方：阿胶、干姜各 9 克。（方药及剂量引自《经方辨治疑难杂病技巧》）

功用主治：阳气不足，不能温摄，血不得守藏，则经行漏下不止，上至十余日，甚者至月不尽，经血量少且黯；血虚不能温养，则四肢不温，恶寒；血虚不能滋养，面色萎黄；舌淡，苔薄，脉虚均为阳虚血虚之征

用法用量：上二味，以水四升，煮干姜减一升，去滓，内胶烊化，微

沸。温服一升，日三服。（用法引自《经方辨治疑难杂病技巧》）

加减：若崩漏下血者，加艾叶炭、炮姜炭，以温经止血；若下血不止者，加熟地炭、阿胶珠、棕榈炭，以补血止血。

备注：方中阿胶补血滋阴，润燥止血，善疗血虚出血。干姜温达阳气，使阳气固摄脉络以止血。

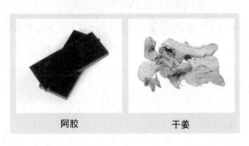

阿胶　　　　　　干姜

妇人少腹满如敦①状，小便微难而不渴，生后②者，此为水与血并结在血室也，大黄甘遂汤主之。

妇人出现少腹胀满如器皿状，小便稍微不通畅，口不渴，如果发生于产后的，这是因为水与血互相壅结在子宫的缘故，应当服用大黄甘遂汤治疗。

【注释】

①敦：敦是古代盛食物的器具，上下稍锐，中部肥大。

②生后：产后。

《大黄甘遂汤方》

大黄甘遂汤阿胶，血水相结腹痛消，

妇人经闭下肢肿，破血逐水见妙招。

处方：大黄12克，甘遂、阿胶各6克。

功能主治：破瘀逐水，养血扶正。妇人产后，水与血结于血室，少腹满如敦状；及男女膨胀、癃闭、淋毒，小腹满痛者。妇人少腹满如敦状，小便微难而不渴，生后者，此为水与血俱结在血室也。经水不调，男女癃闭，小腹满痛者；淋毒沉滞，梅淋小腹满痛不可忍，尿脓血者。膨胀，瘀血内阻，水气内停，腹大坚满，脉络怒张，胁腹攻痛，大便难，小便涩，口不渴，舌暗苔白者。

用法用量：以水3升，煮取1升，顿服之。其血当下。

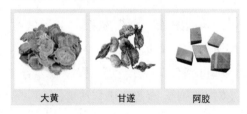

大黄　　　　甘遂　　　　阿胶

加减：治癃闭，加牛膝、木通；经闭，加桃仁、丹皮；癫证，加郁金；狂证，加山栀；腹胀明显，加槟榔、厚朴。

备注：方中大黄荡涤胞中瘀血，使瘀血从下而去。甘遂攻逐胞中水气，使水气尽从下去，与大黄相同。逐瘀泻水，洁净胞宫。阿胶补血，佐制大黄、甘遂攻逐太过，以达峻药攻而不猛，阿胶于方中非在补血，而在佐制大黄、甘遂之烈性。诸药合用，逐而不峻，利而不伤，补而非补，相互为用，以奏其功。

妇人经水不利下，抵当汤主之。

妇人月经淋漓不断，或是月经量过少，这是因为淤血壅结于子宫的缘故，应当服用抵当汤治疗。此方也可以治疗男子膀胱胀满拘急而有瘀血。

抵当汤方

大黄三两抵当汤，里指任冲不指胱，
蛀蛭桃仁各三十，攻其血下定其狂。

处方： 水蛭（熬）、虻虫（去姻、足，熬）各30个，大黄48克（酒洗），桃仁20个（去皮、尖、双仁）。

功能主治： 破血祛瘀。主下焦蓄血所致的发狂或如狂，少腹硬满，小便自利，喜忘，大便色黑易解，脉沉结，及妇女经闭，少腹硬满拒按者。

用法用量： 上药四味，以水500毫升，煮取300毫升，去滓温服100毫升，不下更服。

加减： 若气滞明显者，加柴胡、枳实，以调理气机；若肢体疼痛者，加桂枝、细辛，以通经止痛；若心烦者，加丹参、竹叶，以清心热除烦；若舌质红者，加生地、玄参，以清热凉血等。

备注： 方中水蛭破血瘕，化瘀血，通血脉，利经隧；虻虫利血脉，通经气，下瘀血，逐瘀积，疗月水不通；桃仁

破血化瘀，通月水，利胞宫，行气血，润肠通便，使瘀血从大便而去；大黄泻热逐瘀，通利大便，洁净肠腑。

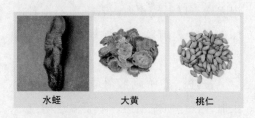

水蛭　　大黄　　桃仁

妇人经水闭不利，脏坚癖不止①，中有干血，下白物②，矾石丸主之。

妇人月经停闭或是经行不畅，子宫内有瘀血干结不散，由于瘀血不去，形成湿热而排出白带的，用矾石丸治疗。

【注释】

①脏坚癖不止：指胞宫内有干血坚结不散。

②白物：指白带。

矾石丸方

经凝成癖闭而坚，白物而流岂偶然，
矾石同三杏一分，服时病去不迁延。

处方： 矾石9克（烧），杏仁3克。

制法： 上为末，炼蜜为丸，如枣核大。

功能主治： 妇人经水闭不利，脏坚癖不止，中有干血，下白物。

用法用量： 纳脏中，剧者再纳之。

加减： 若湿浊重者，加木瓜、苍术，

以化浊燥湿；若血瘀者，加当归、川芎，以活血行血；若阴痒者，加蛇床子、地肤子，以燥湿止痒等。

备注：方中矾石燥湿解毒，降泄瘀血；杏仁疏利开通，破滞泄瘀，宣降气机。

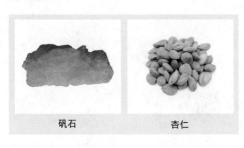

矾石　　　　　杏仁

妇人六十二种风，及腹中血气刺痛，红蓝花酒主之。

妇人感受62种风邪，风邪与血气相合，导致气血停滞不行而出现腹部刺痛，应当服用红蓝花酒治疗。

《红蓝花酒方》

——（疑非仲景方）

六十二风义未详，腹中刺痛势彷徨，
治风先要行其血，一两兰花酒煮尝。

处方：红蓝花20克，白酒200毫升。

炮制：将红蓝花与白酒一起放入锅中，煎减至半；去渣，冷却后即可服用。

功能主治：行血，润燥，消肿，止痛。主治妇女中风症，风寒容于胞内，血凝气滞所致腹中刺痛，有行散其瘀之功效。

用法用量：每次50毫升，不止再服。

注意：孕妇忌服此酒。

加减：若气滞明显者，加柴胡、枳实，以疏达气机；若血瘀明显者，加桃仁、川芎，以活血行气；若腹痛明显者，加白芍、延胡索，以活血缓急止痛；若寒甚者，加细辛、当归，以温经散寒等。

备注：红蓝花活血通经，化瘀行血，调和气血，止痛。酒既能行气血，又能助红蓝花活血化瘀，通行气血。

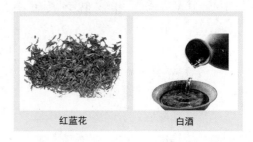

红蓝花　　　　白酒

妇人腹中诸疾痛，当归芍药散主之。
当归芍药散方：见前妊娠中。

妇人患各种腹痛证，应当服用当归芍药散治疗。

当归芍药散方：见前妊娠中。

妇人腹中痛，小建中汤主之。
小建中汤方：见前虚劳中。

妇人腹部疼痛，应当服用小建中汤治疗。

小建中汤方：见前虚劳中。

问曰：妇人病，饮食如故，烦热不得卧，而反倚息者，何也？师曰：此名转胞①，不得溺也。以胞系了戾②，故致此病。但利小便则愈，宜肾气丸主之。

问：妇人患病，饮食正常，心中

烦热，不能平卧，反而倚床喘息，这是什么原因呢？

老师回答：这种病称为转胞，主要是因小便不通，膀胱之系扭转不顺所致，只需通利小便，则病情可以痊愈，宜用肾气丸治疗。

【注释】

①胞：膀胱。

②胞系了戾：指膀胱之系缭绕不顺。

肾气丸方

温经暖肾整胞宫，丹泽苓三地八融，
四两萸薯桂附一，端教系正肾元充。

处方： 干地黄 128 克，薯蓣、山茱萸各 64 克，茯苓、泽泻、丹皮各 48 克，桂枝、附子（炮）各 16 克。

制法： 上八味，为末，炼蜜和丸，如梧桐子大。

功能主治： 温补肾气。治肾气不足，腰酸脚软，肢体畏寒，少腹拘急，小便不利或频数，舌质淡胖，尺脉沉细；及痰饮喘咳，水肿脚气，消渴，久泄。现用于糖尿病、甲状腺功能低下、慢性肾炎、肾上腺皮质功能减退及支气管哮喘等属于肾气不足者。

用法用量： 每服 15 丸，用酒送下，加至 20 丸，一日三次。

注意： 如有咽干、口燥、舌红、少苔等肾阴不足，肾火上炎症状者不宜用。

备注： 方中地黄、山茱萸补益肾阴而摄精气；山药、茯苓健脾渗湿，泽泻泄肾中水邪；牡丹皮清肝胆相火；桂枝、附子温补命门真火。诸药合用，共成温补肾气之效。

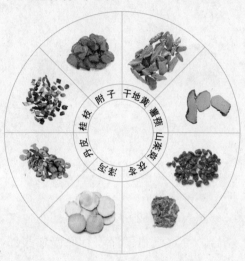

蛇床子散方：温阴中坐药。

蛇床子一味，末之，以白粉少许，和令相得，如枣大，绵裹内之，自然温。

蛇床子散方：温阴中坐药

将蛇床子仁研为细末，用白粉少许，混合均匀，合成红枣大小，用绵裹放入阴道中，使温暖直达于病所，以驱除阴中之寒湿。

蛇床子散

胞寒外候见阴寒，纳入蛇床佐粉安，
更有阴疮愿烂者，狼牙三两洗何难。

处方： 蛇床子 10 克，铅粉 1 克。

功能主治：暖宫燥湿，杀虫止痒。妇人阴中冷，阴痒，寒湿带下，腰中重坠，兼有少腹隐痛，遇冷即发，舌淡，脉沉迟。

用法用量：上2味，共为细末，分3份，以纱布裹之，纳入阴道中。

加减：若阴部寒冷者，加菟丝子、仙灵脾，以温补阳气；若阴肿者，加当归、桂枝、穿山甲，以活血消肿止痛；若瘙痒明显者，加花椒、地肤子、茯苓皮，以利湿止痒；若阴部潮湿者，加通草、桂枝、苍术，以温阳利湿等。

备注：方中蛇床子温肾壮阳，散寒燥湿，杀虫止痒，善主妇人阴中瘙痒，男子阴囊潮湿，疗皮肤恶疮及湿癣；白粉甘平，补益中气，扶正驱邪。

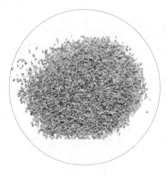

蛇床子

少阴脉滑而数者，阴中即生疮，阴中蚀疮烂者，狼牙汤洗之。

如果少阴脉出现滑数的脉象，主要是由于湿热下注，导致前阴生疮，如果前阴腐蚀糜烂的，应当用狼牙汤外洗。

狼牙汤方

妇人阴病狼牙汤，湿热阴痒或糜烂，带下黄浊或阴湿，清热燥湿能敛疮。

处方：狼牙9克。

功能主治：治妇人阴中生疮，脉滑数。

用法用量：上一味，以水400毫升，煮取100毫升，以绵缠筷如茧，浸汤沥阴中，日四遍。

加减：若湿热明显者，加苦参、黄柏，以清热燥湿；若阴部溃烂者，加赤小豆、当归，以活血利湿；若阴痒者，加蛇床子、地肤子，以燥湿止痒等。

备注：方中狼牙清泻邪热，荡涤湿浊，驱杀诸虫，敛疮生肌，善疗妇人阴中湿热疮毒诸证。

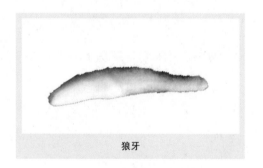

狼牙

胃气下泄，阴吹而正喧，此谷气之实也，膏发煎导之。

膏发煎方：见黄疸中

如果胃气下泄，前阴出声好像后阴屎气一样喧然有声的，这是由于肠中大便燥结所致，应当用膏发煎润肠通便。使大便通畅，则阴吹可止。

膏发煎方：见黄疸中。

【注释】

①阴吹：指前阴出气，如后阴矢气一样。

②正喧：意谓前阴出气较频繁，甚至声响连续不断。

> 小儿疳虫蚀齿方：
> 取腊月猪脂镕，以槐枝绵裹头四五枚，点药烙之。

小儿疳虫蚀齿方：

取腊月猪油熔化，以槐树枝四五枚，用绵裹头，点药烙烤蛀齿患处。

《 小儿疳虫蚀齿方 》

——（疑非仲景方）

忽然出此小儿方，本治疳虫蚀齿良，葶苈雄黄猪点烙，阙疑留与后参详。

处方：雄黄粉，葶苈子。

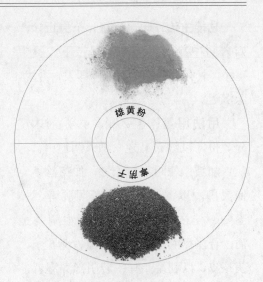

雄黄粉

葶苈子

功用主治：行气活血，消肿杀虫。主治小儿疳热生虫证。牙龈糜烂，或牙齿蛀蚀等牙疾患。

用法用量：上二味，末之，取腊日猪脂熔，以槐枝绵裹头四五枚，点药烙之。

备注：方中雄黄杀虫，解毒。葶苈子解毒，散结，洁齿。猪脂凉血润燥，行水散血，解毒杀虫。槐枝凉血散邪，通达经气，通经散郁生肌。